出　品

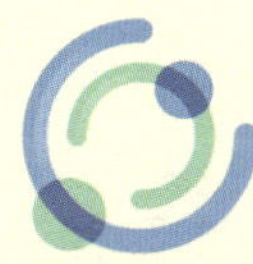

临床研究
促进公益基金

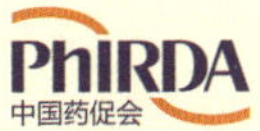

中国医药创新促进会

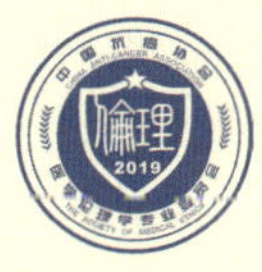

中国抗癌协会
医学伦理学专业委员会

支 持

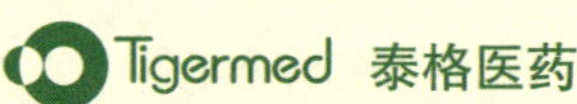

Pharma 研发客

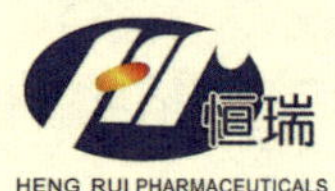

Innovent
信达生物制药

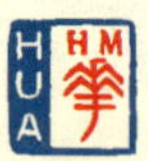

华领医药

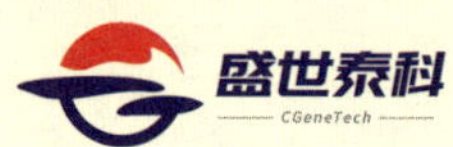

代谢性疾病药物临床试验受试者小宝典

主　审　纪立农

主　编　洪明晃

副主编　常建青

　　　　乇冬蕾

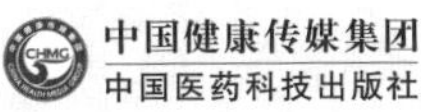

中国健康传媒集团

中国医药科技出版社

图书在版编目（CIP）数据

代谢性疾病药物临床试验受试者小宝典 / 洪明晃主编．-- 北京：中国医药科技出版社，2025. 5. -- ISBN 978-7-5214-5313-3

Ⅰ. R977

中国国家版本馆 CIP 数据核字第 20250G9S68 号

文字编辑 毛冬蕾
本书插画 杨 睿
版式设计 锋尚设计
责任编辑 于海平

出版 **中国健康传媒集团 | 中国医药科技出版社**
地址 北京市海淀区文慧园北路甲 22 号
邮编 100082
电话 发行：010-62227427 邮购：010-62236938
网址 www.cmstp.com
规格 787×1092mm $^{1}/_{32}$
印张 $7^{5}/_{8}$
字数 143 千字
版次 2025 年 5 月第 1 版
印次 2025 年 5 月第 1 次印刷
印刷 北京盛通印刷股份有限公司
经销 全国各地新华书店
书号 ISBN 978-7-5214-5313-3
定价 52.00 元

获取新书信息、投稿、为图书纠错，请扫码联系我们。

主审序言

在全球健康挑战日益严峻的今天，代谢性疾病，尤其是心血管-肾脏-代谢综合征（CKM）的防控与治疗，已成为全球医疗共同关注的焦点。随着肥胖相关疾病的迅速增加，这一新兴综合征不仅影响了患者的生活质量，也给全球公共卫生体系带来了前所未有的压力。

作为一个新兴的综合征概念，CKM正日益受到医学界的关注。这一概念不仅加深了我们对肥胖、糖尿病、心血管疾病及肾脏疾病之间相互关系的理解，也为未来治疗与管理提供了新的视角。

目前，在治疗CKM时，GLP-1RA（胰高血糖素样肽-1受体激动剂）和SGLT2i（钠-葡萄糖协同转运蛋白2抑制剂）等新型降糖药物被广泛应用。这些药物的主要作用机制在于通过降低血糖水平，改善胰岛素敏感性，并减少肾脏损伤，从而对心血管和肾脏功能起到保护作用。大量临床试验数据已证实，这些药物在降低心血管事件风险、延缓肾功能衰退等展现出疗效。

CKM新药开发的主要方向将聚焦于多重靶点的干预策略。鉴于CKM的复杂病理生理机制，新药研发需综合考虑心脏、肾脏及代谢系统的相互作用，平衡各靶点之间的干预效果。新兴靶点如肾脏病相关基因、免疫细胞活性、糖尿病相关的表观遗传学改变等，均有望成为未来研究的热点。

在设计针对CKM的药物临床试验时，我们必须充分考虑患者的实际需求与生活质量改善。终点指标的选择不仅要涵盖传统的心血管事件、肾功能恶化等硬终点，还应纳入患者体验、生活质量等软终点，以全面评估新药的综合效益。同时，以患者为中心的临床研究理念应贯穿整个试验过程。

CKM的管理包括药物治疗与生活方式干预的结合。药物治疗方面，规范使用降糖、降压、调脂等药物对于控制病情都非常重要；而生活方式干预如饮食调整、适量运动等同样不可或缺，它们有助于减轻体重、改善代谢状况，从而进一步降低CKM相关并发症的风险。制定个性化的综合管理计划时，应充分考虑患者的具体需求，确保治疗方案的针对性和有效性。

北京大学人民医院在糖尿病代谢防控方面走在了全国前列。医院通过创新项目不断提升糖尿病管理水平；同时积极促进跨学科合作，汇聚多学科力量共同应对CKM这一复杂疾病挑战。

2021年9月，面对中国庞大的糖尿病患者群体和迫切的防治需求及对新药研发的期望，中国医药创新促进会决定成立糖尿病与代谢性疾病药物临床研究专业委员会，我很荣幸成为该专业委员会主任委员。我们通过学术研究、临床评价、召开创新大会，充分发挥专家资源优势，从立项、临床前研究、临床研究、数据分析和上市后临床研究等多层次着力，希望能成为中国糖尿病和代谢性疾病新药研发的促进者和引领者。

在上述背景下，《代谢性疾病药物临床试验受试者小宝典》应运而生，旨在为广大代谢性疾病患者及受试者提供一本权威、全面且易于理解的指南。我欣慰地看到，我的同行们都在积极开展代谢性疾病药物临床试验，用他们的热情和临床实践，为患者带来更好的新药。

该书系统介绍了代谢性疾病药物临床试验的特殊性、试验设计、流程管理、法规监管及风险与获益评估等方面的知识，并通过十位全国知名医院糖尿病领域前沿学者的专访，剖析了最新临床试验成果与药物研发动态。本书还特别记录了受试者的心路历程，让公众更加直观地了解临床试验的意义与价值。

作为主审，我要感谢所有参与本书编纂工作的同仁与专家学者的辛勤付出与无私奉献。最后，祝愿《代谢性疾病药物临床试验受试者小宝典》能成为连接科研与公众的桥梁，为代谢性疾病患者及受试者提供宝贵的参考！

北京大学人民医院内分泌科主任

原中华医学会糖尿病学分会主任委员

中国医药创新促进会糖尿病与代谢性疾病药物临床研究专业委员会主任委员

2025年4月

主编寄语

随着社会的发展，代谢性疾病的发病率不断攀升，科普的需求随之上升，但由于其病因复杂、疗法繁多、预后迥异，各种科普作品水平参差不齐、内容真假难辨。

我觉得，科普作品除了通俗易懂、吸引人注意外，最核心的是不能违背基本的科学原则和医学原理，推荐的防治措施或建议应有临床研究的证据或临床实践的验证，否则，科普不靠谱，教人即害人！

一般人的理解，代谢性疾病多是摄入、消化、吸收、消耗等方面失衡了或出问题了。再琢磨，应该是两方面的问题：一方面是身体本身存在问题，其又有先天和后天的原因；另一方面就是“进出口”的控制问题，如吃得多，耗得少，或长期饮食结构不当。

如果身体硬件没问题，那就得靠“软实力”——决心和毅力了，预防先行！

预防是最重要的！对于代谢性疾病来说，预防的效果更为明显，但也是最难以坚持下去的。对于常人来说，口福很重要，本人曾给“健康的常人”调侃了一个通俗的定义：“能吃能睡，各种欲望正常存在，且能得到基本满足”。如果欲望过于亢进，又轻而易举得到过分满足，疾病将不请自来！确实，人们往往难以抵挡美食、大餐的诱惑，摄入太多，同时缺乏运动，消耗太少，不病才怪。“管住嘴，迈开腿”是关键！

如果是身体硬件出问题了，应马上找专科医生，争取早期诊断、及时治疗，该吃药还得吃药……

代谢性疾病的种类很多，内科治疗为主，可选择的药也多，如何正确用药一定得听专科医生的。近些年，针对代谢性疾病的新药研发进展很快，临床医生如何规范开展临床试验？受试者如何参与并配合临床试验？新药如何获得循证医学的证据申请上市？如果有兴趣有时间，翻翻《代谢性疾病药物临床试验受试者小宝典》，听听专业人士和相关领域一线人员的意见建议，应该会有所裨益。

中国抗癌协会医学伦理专委会首任主委

中山大学肿瘤防治中心临床研究部教授

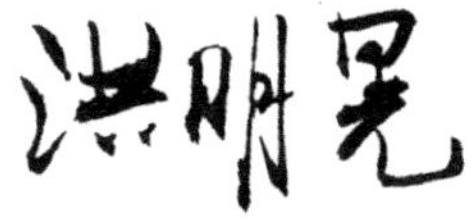

2025年4月

目　录

你问我答

代谢性疾病概述

代谢性疾病的预防

代谢性疾病药物临床试验特点

代谢性疾病药物临床试验的审评审批

代谢性疾病药物临床试验的参与与招募

研究者故事

（按研究者姓氏汉语拼音排序）

合作伙伴故事

（按合作伙伴姓氏汉语拼音排序）

受试者故事

你问我答

代谢性疾病概述

什么是代谢性疾病?

代谢性疾病是一组广泛而复杂的疾病，其基本概念主要涉及生物体内新陈代谢过程中出现的异常。新陈代谢是生物体为了维持生命活动而进行的一系列有序进行的化学反应，包括物质的合成与分解、能量的转化与利用等。当这些生化过程发生障碍时，就会引发代谢性疾病。

代谢性疾病是由于体内某种或多种物质的代谢过程出现紊乱，导致能量、蛋白质、脂肪、碳水化合物、矿物质等代谢物质的合成、分解、转运或储存出现异常，进而影响到机体的正常生理功能。这

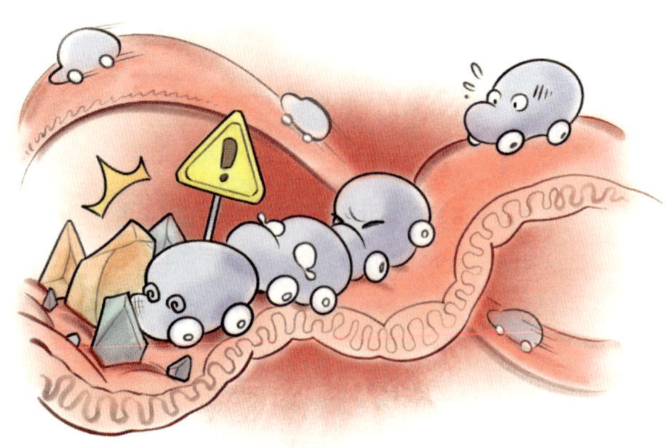

些疾病可能由遗传因素、环境因素或两者共同作用而引起。代谢性疾病的发病机制多种多样，主要可以分为以下几类。

遗传因素

先天性代谢缺陷：由基因突变引起，导致酶、受体、载体等蛋白质的功能异常，从而影响代谢过程。例如，苯丙酮尿症就是由苯丙氨酸羟化酶基因突变导致的代谢性疾病。

遗传性代谢病：遗传性代谢病是一类由于基因突变导致酶、受体、载体等缺陷，进而影响机体正常代谢功能的遗传性疾病，如糖尿病、高脂血症、高尿酸血症等。这些疾病在家族中有较高的发病率，说明遗传因素在其中扮演了重要角色。

环境因素

饮食：不合理的饮食习惯，如高盐、高糖、高脂肪饮食，是导致多种代谢性疾病的重要因素。长时间摄入过多的胆固醇、糖类或脂肪会加重机体的代谢负担，导致代谢紊乱。

药物：某些药物可能影响代谢酶的活性或激素的分泌，进而引发代谢异常。例如，长期使用抗癫痫药物可能引发代谢性疾病。

其他：包括理化因素、创伤、感染、器官疾病和精神疾病等，都可能对代谢过程产生影响，从而引发代谢性疾病。

内分泌因素

内分泌系统的失调是导致代谢性疾病的另一个重要原因。例如，甲状腺功能亢进或减退都会影响机体的能量代谢和物质代谢。胰岛素抵抗、胰岛素分泌不足等也会导致糖尿病等代谢性疾病的发生。

多因素综合作用

大部分代谢性疾病的发生不是单一因素所致，而是遗传因素与环境因素相互作用的结果。例如，肥胖和糖尿病的发生就涉及遗传背景、饮食习惯、生活方式等多个方面的因素。

代谢性疾病具有一些共同的特征，如：

相互影响和联系： 糖、蛋白质、脂肪及水、矿物质等代谢障碍常常是相互影响和联系的，有时会造成恶性循环。

全身性影响： 代谢性疾病如果较重，会影响全身各组织、器官的功能。例如，糖尿病的慢性并发症可以涉及眼睛、肾脏、心脏、血管、神经等多个系统。

慢性病程： 多数代谢性疾病病程较长，且往往呈慢性进展，需要长期管理和治疗。

（作者　王连伟）

代谢性疾病包括哪些类型？

代谢性疾病种类繁多，根据不同的分类标准，可以有多种分类方式。以下是根据主要代谢途径进行分类的一种方式。

蛋白质代谢障碍

蛋白质代谢障碍是指蛋白质合成、分解或排泄异常，影响机体正常生理功能的一系列病理过程，包括继发于器官疾病的蛋白质代谢障碍，如严重肝病时的低白蛋白血症。先天性代谢缺陷，如白化病、血红蛋白病等，这些疾病由于基因突变导致蛋白质功能异常。

糖代谢障碍

糖代谢障碍是指人体内葡萄糖的代谢和吸收利用出现异常，导致血糖水平持续升高或降低的状态。糖尿病是糖代谢障碍中最常见的疾病，主要表现为血糖水平持续升高，由胰岛素分泌不足或胰岛素抵抗引起。其他糖代谢障碍还包括低血糖症、葡萄糖耐量减低等。先天性代谢缺陷如半乳糖血症、果糖不耐受症等，也是糖代谢障碍的一部分。

脂类代谢障碍

脂类代谢障碍是指机体内脂质的合成、分解、转运及储存等代谢过程出现异常，导致脂质水平失衡或异常沉积的病理状态，主要表现为血脂或脂蛋白异常。常见的有肥胖症、脂肪肝、高脂血症、厌食症等，其中最常见的是高脂血症。脂代谢异常是引起脑血管疾病的危险因素，严重时甚至会出现心肌梗死等症状；这些疾病可能由原发性代谢紊乱引起，也可能继发于糖尿病、甲状腺功能减退症等其他疾病。

水、电解质代谢障碍

水、电解质代谢障碍是指人体内水分和电解质（如钠、钾、钙、磷、镁等）的量、组成或分布出现异常，进而导致的生理功能紊乱。多为获得性，可能由多种原因引起，如肾脏疾病、药物影响、内分泌失调等。常见的症状包括脱水、水肿、电解质紊乱等。

无机元素代谢障碍

无机元素代谢障碍是指机体在无机元素的吸收、利用、运输及排泄过程中出现的异常，进而引发生理功能紊乱和疾病状态。这类疾病涉及铜、铁、钙、磷等无机元素的代谢异常。钙磷代谢异常：包括高钙血症、低钙血症、甲状旁腺功能亢进、甲状旁腺功能减退、甲状旁腺瘤等，根据疾病类型不同，引起的症状也不一样，常见的症状有心率增高、抽搐、感觉异常、反射亢进等。例如，铜代谢异常可导致肝豆状核变性，铁代谢异常可引起含铁血黄素沉着症等。

其他代谢障碍

包括嘌呤代谢障碍所致的痛风，卟啉代谢障碍所致的血卟啉病等。这些疾病由特定的代谢物质在体内异常堆积或缺乏引起，具有独特的临床表现和治疗方案。代谢性疾病的分类并非绝对，有时一种疾病可能同时涉及多个代谢途径的异常。随着医学研究的不断深入，对代谢性疾病的认识也在不断更新和完善。同一类代谢障碍也可能由不同的原因引起，因此在治疗时需要综合考虑患者的具体情况。

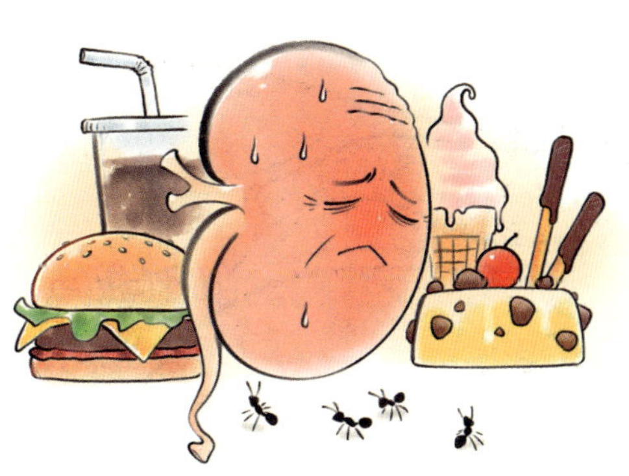

以下是一些主要的代谢性疾病类型。

糖尿病 这是最常见的代谢性疾病之一，以血糖水平慢性升高为特征。其主要原因是胰岛素分泌不足或细胞对胰岛素的反应不佳，导致血糖无法被有效利用。糖尿病分型可分为4种类型，即1型糖尿病（T1DM）、2型糖尿病（T2DM）、特殊类型糖尿病和妊娠期糖尿病。随着糖尿病病程越长，血糖控制得越差，发生并发症严重危害人类健康，影响生活质量。糖尿病并发症分为急性和慢性，急性并发症包括糖尿病酮症酸中毒（DKA）、高渗性高血糖状态（HHS）、乳酸酸中毒、低血糖。临床上最常见的糖尿病慢性并发症主要包括大血管病变（心脑血管硬化、下肢血管硬化）、微血管病变（糖尿病肾病、糖尿病视网膜病变、糖尿病神经病变）、糖尿病足及其他并发症。

高血压 高血压也是一种常见的代谢性疾病，是一种以体循环动脉血压持续升高为主要特征的心

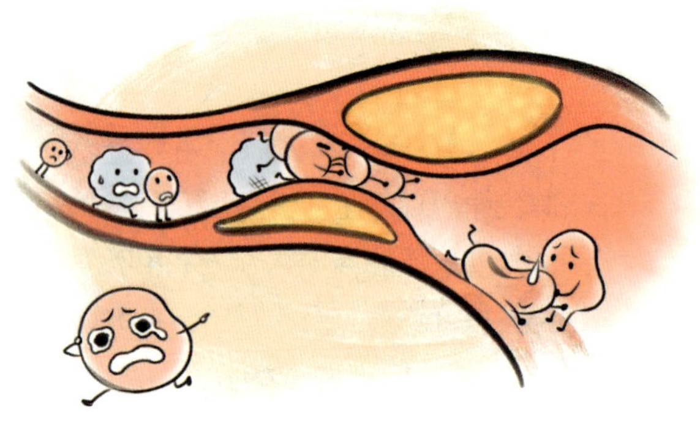

血管疾病。其发病机制涉及多种因素，包括血管收缩、心脏负荷增加、内分泌激素异常，如嗜铬细胞瘤、皮质醇增多症、原发性醛固酮增多症等。长期高血压会对血管壁造成损害，增加动脉粥样硬化和心血管疾病的风险。

高脂血症 高脂血症是血液中胆固醇和甘油三酯含量过高。这些脂质会在血管壁上沉积，导致动脉粥样硬化和心血管疾病的发生。

肥胖症 肥胖症是由于能量摄入过多、消耗不足等原因导致的体重过重或肥胖。肥胖不仅是外观上的问题，还与多种代谢性疾病密切相关，如糖尿病、高血压、高脂血症等。

嘌呤代谢异常 嘌呤代谢异常是指体内嘌呤的合成和分解过程中出现异常，导致尿酸水平升高的一种代谢性疾病。常见的有高尿酸血症，以及急性、慢性痛风性关节炎，主要由体内嘌呤代谢紊乱，血尿酸水平升高导致，患者可能出现关节部位的红、肿、热、痛，以及活动障碍等。痛风是由于嘌呤代谢障碍导致的尿酸在体内积聚过多，进而在关节、体液和组织中沉积，引起关节疼痛和炎症。

骨代谢异常 骨代谢异常是指由于一系列病因导致骨骼新陈代谢出现问题，进而引发骨质疏松、骨质增生等一系列疾病的病理状态，常见的疾病有骨质疏松、骨软化、骨营养不良等，患者可能会出现发病部位的疼痛，还会出现乏力、骨性畸形、肌肉痉挛等症状。

骨质疏松症 骨质疏松症是由于骨骼组织中钙质流失过多，导致骨密度降低和易骨折。虽然它通常被视为骨骼疾病，但其发病与代谢过程密切相关。

甲状腺疾病 甲状腺分泌的激素对新陈代谢过程有重要影响。当甲状腺分泌的激素过多或过少时，会导致甲状腺功能亢进或减退，进而引发一系列代谢异常。

肝病 肝脏在代谢过程中起着关键作用，当肝脏功能异常时，会影响体内有毒物质的代谢和排出，导致肝损伤或肝癌等严重后果。

（作者 王连伟）

全球代谢性疾病的流行病学特征是什么？

全球代谢性疾病发病率总体呈上升趋势。2000～2019年间，2型糖尿病、高血压、非酒精性脂肪肝等代谢性疾病的发病率显著增加。全球约有10亿人患有代谢综合征。发展中国家和低收入地区的发病率增速更快，负担更重。随着人民生活水平提高，代谢性疾病流行趋势日益严峻。

最新发布的《中国居民营养与慢性病状况报告（2022年）》中指出，我国居民超重肥胖问题凸显，

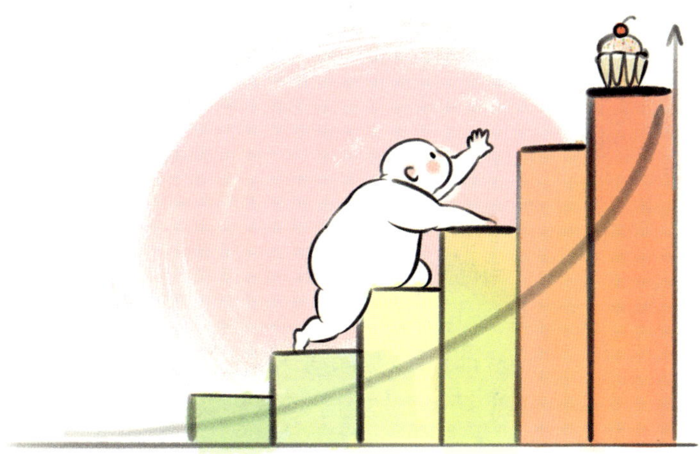

成人和青少年的超重及肥胖率均已超过16%，并且呈现上升速度快、流行水平高、人群影响广的特点。

据预测，全球范围内代谢性疾病的发病率已经超过25%，而我国成年人的患病率已达到24.2%，呈现出快速增长的趋势，代谢性疾病已经成为全球公共卫生面临的重大挑战。全球范围内代谢性疾病发病率已超过25%，我国成年人患病率也达到24.2%。糖尿病作为最常见的代谢性疾病，以慢性高血糖为特征，常无症状，但长期高血糖可引发严重并发症，对全球公共卫生构成重大挑战。

（作者　王连伟）

用于代谢性疾病的主要治疗药物有哪些?

双胍类（二甲双胍）

作用机制：激活AMPK信号系统，抑制肝葡萄糖输出，改善胰岛素敏感性。

适应证：2型糖尿病一线用药，可单用或联合其他药物，适用于10岁及以上儿童和青少年。

禁忌证：eGFR＜30ml/min，严重代谢紊乱，肝功能不全等。

不良反应：消化道反应、乳酸性酸中毒、维生素B_{12}缺乏。

促胰岛素分泌剂

磺酰脲类（SU）：刺激胰岛β细胞分泌胰岛素。

适应证：新诊断非肥胖2型糖尿病患者。

禁忌证：1型糖尿病，严重并发症2型糖尿病，孕妇等。

不良反应：低血糖、体重增加。

格列奈类：非磺酰脲类，降低餐后血糖。

适应证：与磺酰脲类药物相同，适用于2型糖尿病早期餐后高血糖。

不良反应：低血糖、体重增加。

PPAR激活剂

噻唑烷二酮类（TZD）： 增加胰岛素敏感性。

适应证：2型糖尿病，尤其是肥胖、胰岛素抵抗者。

禁忌证：1型糖尿病，孕妇，心力衰竭等。

不良反应：体重增加、水肿、骨折风险。

西格列他钠： 同时激活PPARα、PPARγ和PPARδ。

适应证：2型糖尿病，肥胖、胰岛素抵抗或血脂异常者。

不良反应：水肿、体重增加。

α-葡萄糖苷酶抑制剂（AGI）

作用机制：延迟碳水化合物吸收。

适应证：餐后血糖明显升高者。

禁忌证：胃肠功能紊乱者，孕妇等。

不良反应：胃肠道反应。

DPP-4抑制剂

作用机制：提高GLP-1水平，增强胰岛素分泌。

适应证：2型糖尿病单用或联用。

禁忌证：孕妇，儿童，T1DM。

不良反应：皮疹等。

SGLT-2抑制剂

作用机制：促进尿葡萄糖排泄。

适应证：2型糖尿病单用或联用。

禁忌证：1型糖尿病，慢性营养不良。

不良反应：生殖道感染，酮症酸中毒风险。

葡萄糖激酶激活剂（GKA）

作用机制：改善胰岛素分泌。

适应证：2型糖尿病，联用二甲双胍。

禁忌证：1型糖尿病，DKA。

不良反应：转氨酶升高、血脂异常、尿酸升高。

注射制剂

胰岛素

作用机制：控制高血糖。

适应证：1型糖尿病，严重T2DM并发症等。

分类：短效、中效、长效、预混胰岛素及胰岛素类似物。

不良反应：低血糖、水肿、体重增加、过敏反应。

GLP-1受体激动剂（GLP-1RA）

作用机制：刺激胰岛素分泌，减少胰高血糖素释放。

适应证：2型糖尿病。

禁忌证：1型糖尿病，DKA，甲状腺髓样癌史。

不良反应：胃肠道不适。

糖尿病管理

体重管理：生活方式干预，必要时加用减重药物。

慢性并发症防治：早期筛查，全面控制动脉粥样硬化心血管疾病（ASCVD）危险因素。

脂代谢异常

生活方式干预：合理膳食、增加运动、戒烟限酒。

药物治疗：他汀类、PCSK9抑制剂、依折麦布等。

骨质疏松防治

基础治疗：调整生活方式，补充钙剂和维生素D。

药物治疗：骨吸收抑制剂（双膦酸盐类、RANKL单抗等）、骨形成促进剂（PTHa）。

（作者　王连伟）

代谢性疾病的预防

如何有效预防糖尿病及其并发症?

预防糖尿病及其并发症需要采取综合措施，包括健康饮食以控制能量摄入和优化饮食结构，适量运动以降低血糖、血脂并控制体重，保持合适体重以预防代谢综合征，戒烟限酒以减少对身体代谢的不良影响，学会有效减压方法以维持体内激素平衡，加强糖尿病相关知识学习以提高治疗依从性，以及定期监测血糖和进行全面身体检查以早发现并处理并发症。同时，控制血糖、血压和血脂水平是预防糖尿病并发症的关键，需严格遵循医生的治疗建议，通过饮食、运动和药物治疗等方式将各项指标控制在正常范围内，并学会有效应对压力的方法，严格按时服药、定期复诊，避免自行停药或调整药物剂量。

（作者　陈裕明教授）

如何预防肥胖及其并发症？

预防肥胖及其并发症需采取综合策略，包括严格控制热量摄入，避免高热量、高脂肪、高糖分食物如奶茶、蛋糕、巧克力的过量摄入；

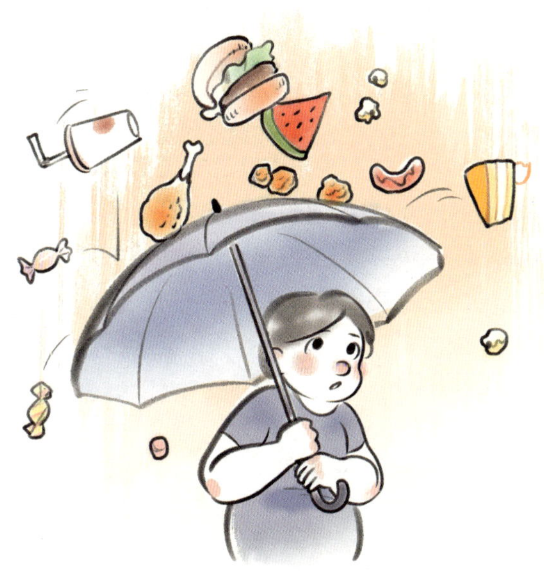

增加有氧运动如爬山、打球、游泳、跑步等，减少久坐时间；同时，保持健康的生活方式，注意作息规律，确保充足的睡眠时间，并维持良好情绪状态；

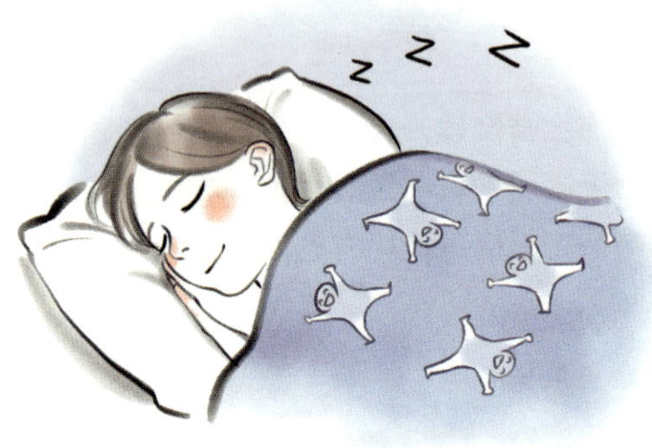

此外，还需掌握预防肥胖的相关知识，了解肥胖对健康的严重危害，提高预防意识，因为肥胖是冠心病、动脉粥样硬化、高血压、心肌梗死、脑梗死等心脑血管疾病以及脂肪肝等肝脏疾病的重要危险因素，通过有效预防肥胖，可以显著降低这些并发症的发生风险。

（作者　陈裕明教授）

如何预防高血脂？

为了有效预防和控制高血脂，应采取综合性的生活方式干预措施。这包括改善膳食结构，保持健康的饮食习惯，多吃富含植物蛋白、健康油类、新鲜蔬菜水果和鱼类的食物，同时减少动物脂肪、内脏、甜食和高淀粉类食物的摄入。对于超重和肥胖的人群，减轻体重是降低血脂水平的重要途径。此外，加强体育锻炼也至关重要，适量的有氧运动如快走、慢跑、游泳等，可以促进身体的新陈代谢，建议每周至少进行3次，每次持续30分钟以上。

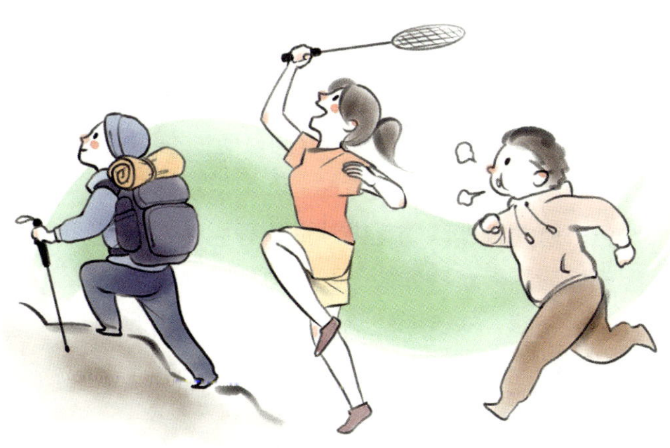

同时，应戒烟并限制酒精摄入，因为吸烟和过量饮酒都会对血脂水平产生不良影响。对于已经患有糖尿病、甲状腺功能减退等影响血脂的疾病，也应积极控制和治疗。最后，定期进行血脂化验是监测血脂水平、及时发现并治疗高脂血症的重要手段。

（作者　陈裕明教授）

如何预防痛风及嘌呤代谢异常？

为了有效预防痛风及嘌呤代谢异常，应综合考虑生活方式的调整与健康管理。在饮食方面，需严格控制高嘌呤食物的摄入，如海鲜、动物内脏等，并增加饮水量，每日至少2000ml，以促进尿酸的肾脏排泄。同时，应完全戒酒，尤其是啤酒和白酒，以减少尿酸生成。控制体重也至关重要，通过适当运动促进新陈代谢，避免肥胖成为痛风的诱因。此外，应避免长期使用可能引起尿酸升高的药物，如利尿剂。在生活方式上，保持规律的饮食和作息，避免剧烈运动或突然受凉等可能诱发痛风的因素。最后，定期体检是及时发现并处理嘌呤代谢异常的关键，应定期检测血尿酸水平，确保早期干预和治疗。

（作者　陈裕明教授）

如何预防非酒精性脂肪肝？

为了预防和管理非酒精性脂肪肝，应采取综合性的健康策略。这包括保持均衡的饮食，增加蔬菜、水果、全谷物和优质蛋白质的摄入，同时减少高热量、高脂肪和高糖食物的摄取；通过健康的饮食和适量的运动来控制体重，维持健康的身体质量指数（BMI）；限制酒精的摄入量，避免过度饮酒；

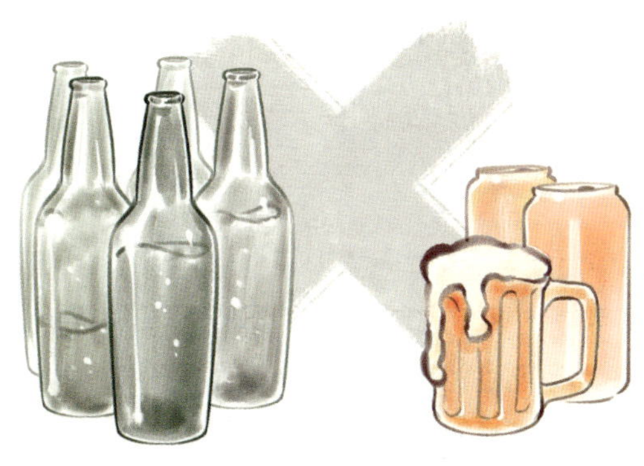

定期进行身体检查，如肝功能检查和腹部超声，以便早期发现和干预非酒精性脂肪肝；积极管理可能增加患病风险的糖尿病、高血压和高血脂等疾病；避免接触某些有害物质，如农药、重金属等；最后，对于已经被诊断为非酒精性脂肪肝或有相关风险因素的人群，应严格遵循医生的建议进行治疗和管理，以确保病情得到有效控制。

通过采取上述预防措施，可以有效降低代谢性疾病及其并发症的发生风险，提升生活质量。

（作者　陈裕明教授）

代谢性疾病药物临床试验特点

哪些代谢性疾病领域最迫切需要进行新药开发？临床试验通常针对这些疾病的哪些具体适应症进行？

代谢性疾病作为一类影响身体多个关键脏器的全身性疾病，其药物临床试验涵盖了多种常见适应症。这些适应症包括但不限于糖尿病、肥胖症、高脂血症、高尿酸血症与痛风、代谢综合征、非酒精性脂肪性肝病、甲状腺疾病和骨质疏松等。随着医学研究的深入，多种罕见遗传性代谢疾病也日益受到关注。此外，代谢性疾病还常伴随多种并发症，如糖尿病肾病、糖尿病视网膜病变、糖尿病周围神经病变、甲状腺功能亢进导致的眼部及心脏病变等，这些也是新药开发临床试验中的重要适应症。这些疾病间往往相互关联，患者常表现出多种代谢异常，进一步增加了心血管、肾脏及神经系统疾病等并发症的风险。

（作者　肖申博士）

代谢性疾病药物临床试验面临哪些特殊性与挑战？

代谢性疾病药物的临床试验独具特色，同时也充满了诸多挑战。

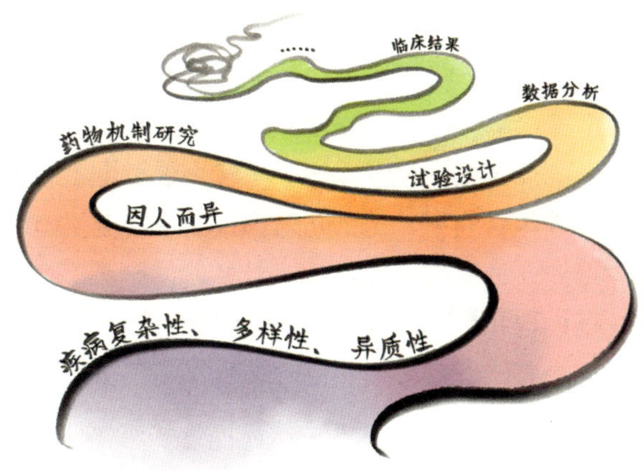

首先，疾病的复杂性、多样性和异质性构成了试验的基础难题。代谢性疾病往往涉及身体多个系统，其代谢路径错综复杂。疾病的进展和表现因人而异，这使得药物作用机制的研究、试验设计、数据分析和临床研究结果的解读都变得异常复杂。

其次，长期随访的必要性也是一大挑战。由于许多代谢性疾病属于慢性病，药物的疗效和安全性需要长时间观察。这不仅延长了临床试验的周期，增加了成本，还对患者的依从性提出了更高要求。

此外，多重临床终点也是试验设计中的一个难点。代谢性疾病需要监测多种结局指标，如血糖、血脂、体重、心血管病变、肾脏病变等，这增加了试验的复杂性，并可能引发多重比较问题。

同时，个体差异也不容忽视。患者的代谢状态容易受到年龄、性别、饮食、运动、戒烟等生活方式的影响。这些个体差异需要在试验中充分考虑，以确保结果的普遍适用性。

另外，合并症和多药治疗也是一大挑战。代谢性疾病患者常伴有其他慢性疾病，这些合并症会影响药物的疗效和安全性评估。同时，患者可能已在接受多种药物治疗，药物间的相互作用使得单一药物的疗效评估变得困难。

在伦理和患者招募方面，长期随访的试验需充分考虑患者的安全性和知情同意。代谢性疾病的慢

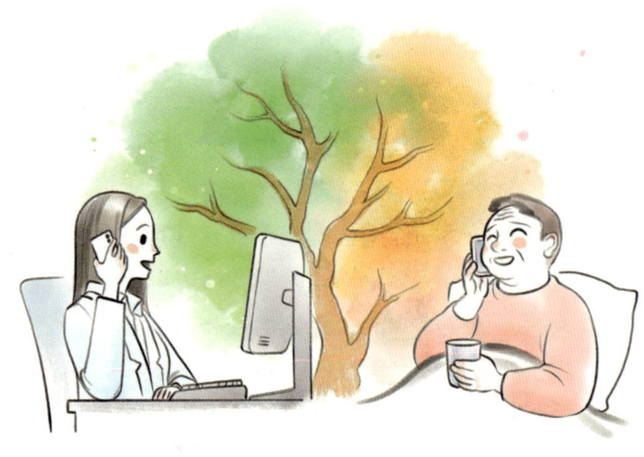

性特性使得患者招募和保留成为难题，保持患者的参与度和依从性是试验成功的关键。

监管要求和审批挑战也不容小觑。代谢性疾病药物的监管要求严格，尤其是安全性方面。例如，糖尿病药物的心血管安全性评估已成为监管机构的重要要求，这无疑增加了临床试验的复杂性。

最后，真实世界数据的整合也是一大挑战。代谢性疾病的管理在现实生活中具有高度复杂性，整合真实世界数据以补充临床试验数据越来越受到关注。然而，如何有效整合并解读这些数据，使其为临床试验提供有力支持，仍是一个亟待解决的问题。

（作者　肖申博士）

慢性病的药物临床试验，多是门诊受试者与其他科室的患者参加，有什么需要注意的事项及挑战？

在慢性病药物临床试验中，门诊受试者与其他科室患者面临各自独特的挑战。门诊受试者需长期管理与随访，确保药物疗效与安全性，但可能因工作、生活等原因影响随访参与度，且长期治疗易导致依从性下降。同时，病情波动与心理状态也是重要考量。因此，需要确保受试者充分理解并签署知情同意书，通过伦理委员会审查保护受试者权益，以及确保数据安全与隐私。研究者需制定个性化管理方案，关注受试者心理状态，提供必要支持，以确保试验顺利进行和数据可靠性。

（作者 肖申博士）

代谢性疾病药物临床试验中，如何选定终点指标？主要及次要终点指标分别包括哪些？

在代谢性疾病药物的临床试验中，终点指标的选择具有举足轻重的地位，它直接关乎试验设计、结果解读及药物审批。终点指标通常被划分为主要终点与次要终点，其选择需综合考虑疾病特性、治疗目标、患者群体特点及监管要求。

主要终点指标： 作为临床试验中衡量药物疗效的核心标准，主要终点指标用于评估药物是否达到了预期的主要治疗效果。在代谢性疾病中，常见的主要终点指标如下。

糖尿病： 糖化血红蛋白（HbA1c）水平是评估长期血糖控制的关键指标，通常会作为糖尿病药物试验的主要终点；空腹血糖水平则用于短期疗效评估；糖耐量（OGTT）则适用于评估糖尿病前期或

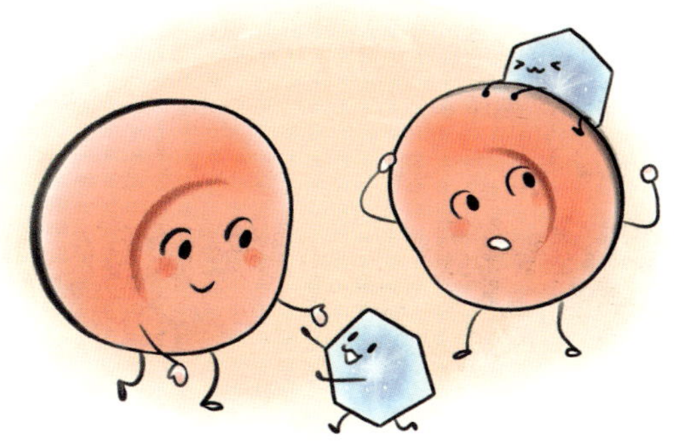

新型糖尿病治疗药物。

高脂血症：低密度脂蛋白胆固醇（LDL-C）因与心血管事件风险高度相关，成为抗高脂血症药物疗效评估的主要终点；特定患者群体中，总胆固醇（TC）和非高密度脂蛋白胆固醇（non-HDL-C）也可作为主要终点。

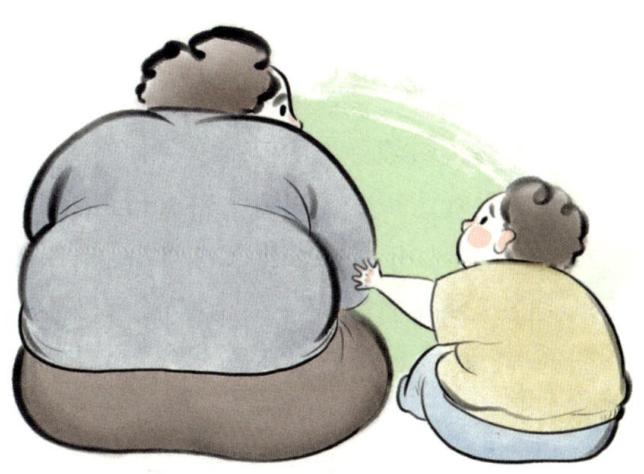

肥胖症： 体重变化，包括减轻的百分比或绝对值，是肥胖症药物的主要终点；身体质量指数（BMI）变化在青少年和儿童肥胖试验中尤为重要。

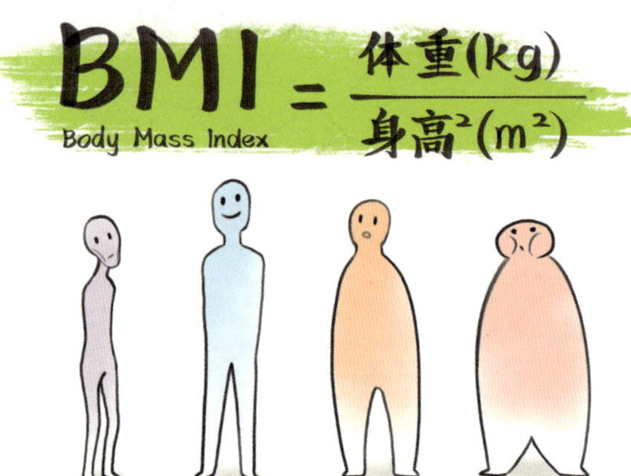

代谢综合征： 主要终点需结合疾病具体特征和临床表现来确定。

高尿酸血症和痛风： 血液中尿酸水平的降低及临床痛风疼痛的缓解常作为该类药物的主要终点。

非酒精性脂肪性肝炎： 鉴于临床病情变化的差异性和多样性，目前仍需通过肝脏穿刺，依据病理组织学变化来确定主要终点。

甲状腺疾病： 依据血液甲状腺素水平来判断是临床试验的主要终点。

骨质疏松： 骨密度的显著变化常作为这类疾病的临床主要终点。

多种罕见遗传性代谢疾病： 虽由酶缺陷导致，

但因质和量差异，目前仍以临床表现的改善作为主要临床终点。

次要终点指标：作为主要终点的补充，次要终点提供了更为全面的药物疗效和安全性信息，包括以下内容。

低血糖事件发生率：在降糖药物试验中尤为重要，用于评估药物安全性。

体重变化：不仅限于肥胖症药物，也用于评估降糖药物对体重的影响。

血脂水平（如LDL-C、HDL-C、TG）：全面评估药物对代谢指标的影响。

HDL-C水平：高密度脂蛋白胆固醇（“好”胆固醇）的变化备受关注。

甘油三酯（TG）水平：评估药物对甘油三酯的影响。

ApoB：载脂蛋白B水平变化，反映动脉粥样硬化的风险。

腰围：作为体脂分布改变的指标，腰围的减少具有重要意义。

胰岛素敏感性或血糖水平：评估减肥药物对代谢功能的影响。

炎症标志物（如CRP水平）：用于评估药物对炎症状态的影响。

肝功能标志物：在脂肪肝相关的代谢综合征中，肝酶如ALT、AST的变化尤为重要。

血清酶变化：对于多种罕见遗传性代谢疾病的

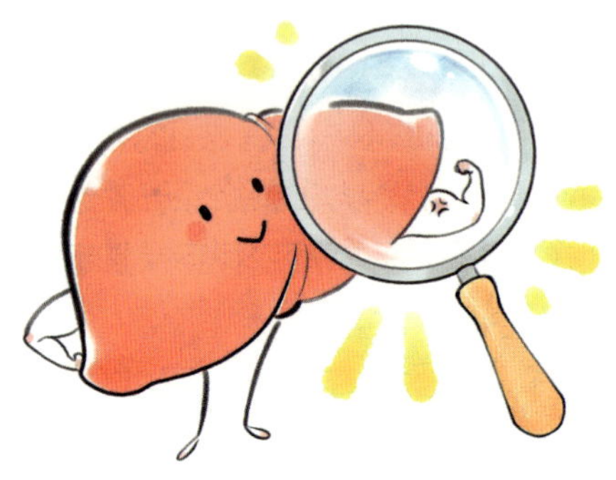

替代治疗，血清酶变化是关键的次要终点。

心血管结局：在糖尿病、高脂血症等代谢性疾病中，心血管事件（如心脏病发作、中风等）作为终点日益受到重视，特别是在长期试验中。

生活质量（QoL）：对于慢性代谢性疾病患者，生活质量的改变同样是一个重要的次要终点。

（作者　肖申博士）

代谢性疾病药物Ⅰ期至Ⅲ期临床试验设计的重点考量有哪些？如何制定代谢性疾病药物的研发立项、临床开发计划？

Ⅰ期临床试验通常是在健康志愿者中开展，其目的是考察药物的耐受性，确定最大耐受剂量并且初步评估药物药动学、药效学特征。对于代谢性疾病药物，需要考量在不同剂量情况下，创新药物对内源性代谢系统的影响（如糖脂代谢紊乱等）。在多次给药研究，也需考虑是否有条件纳入或部分纳入患者人群开展研究，及是否有合理的药效指标可在早期实现从健康人到患者的暴露-效应关系外推。

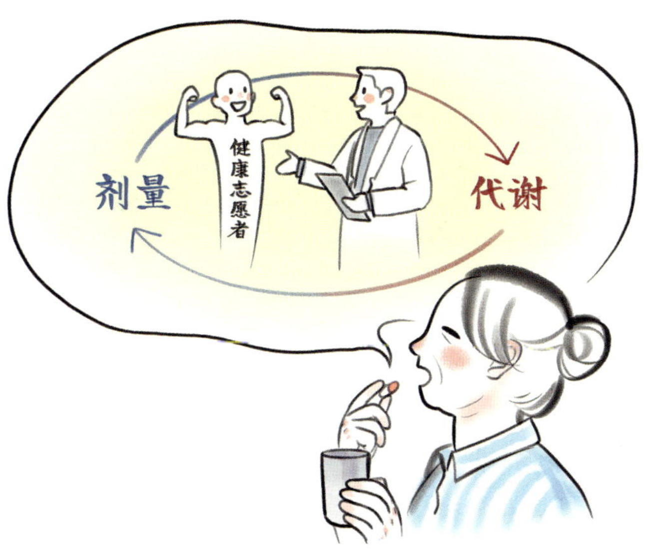

Ⅱ期临床试验是为了初步评价药物在目标患者中治疗的有效性和安全性，确定药物的药效剂量。本阶段需要重点考量在目标患者中收集合理的药效指标及疾病终点数据，精准评估暴露-效应关系。如有同类药物相关数据，可考虑使用定量药理学方法（如基于模型的荟萃分析）评估同类药物药效指标及更长阶段的疾病终点的定量关系，辅助后期决策判断。且在同类药可给出明确长期暴露-效应关系情况下，考虑是否进行Ⅰ期/Ⅱ期临床试验融合设计。

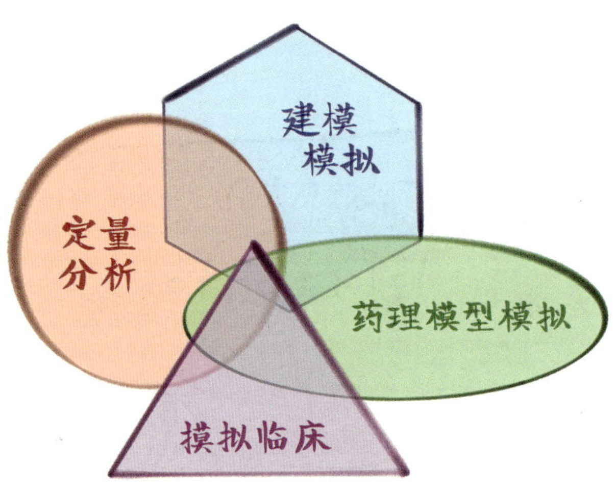

Ⅲ期临床试验需要进一步在目标患者中验证药物的有效性和安全性，评估药物在更大样本量人群、更复杂个体差异的情况下的疗效和安全性，为上市提供充分的依据。同时，可充分利用定量药理学相关手段（如群体药动学/药效学模型），评估可影响暴露-效应关系的变异因素，支持药效剂量确定。

（作者　刘东阳教授）

对于受试人群选择与剂量确定，代谢性疾病患者的特殊考虑是什么？

受试人群选择：首次人体试验（FIH）通常选择健康成年受试者，但有时为了及早探索药物的疗效，获得药物浓度与药效的相关性，也可以在部分剂量组选择具有代谢性疾病症状、体征、生理、病理状态的患者。对于代谢性疾病，如糖尿病、肥胖症等，应考虑患者的疾病阶段、部位和严重程度。一般情况下，健康人单次或短期给药后很难观察到药效终点，此时，生物标志物和替代指标的开发与应用特别重要。对于创新机制的药物来说，提早开发特异生物标志物将显著改善其临床开发效率和安全性。另外，程度较轻的亚健康人群或患者人群在

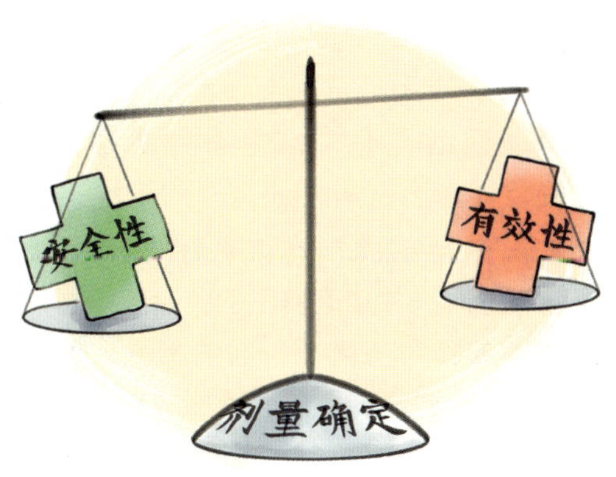

多次给药试验中也可以考虑纳入，以保证安全性的情况下，尽可能早地观察到药物效应，支持后期高效临床开发。

剂量确定：剂量确定依赖于有效性与安全性的平衡。在早期为了得到充分探索，研究者应进行充分的拓宽剂量范围探索试验，包括多种剂量水平和给药方案，以充分描述药物及其活性成分与安全性和活性之间的关系。根据早期临床研究结果进行群体药动学和暴露-效应（E-R）分析，以建立剂量-暴露量-效应定量关系，鉴别其显著影响因素，以指导后期开发中选择合适的剂量优化策略。代谢性疾病药效学指标较多，影响因素也较多，早期临床试验样本量小，为了方便小样本试验获得可靠的剂量-暴露量-效应定量关系，各种影响因素都应该尽量控制，且多角度收集有效性和安全性指标。在一定情况下，健康人体内进行挑战试验（如糖耐量试验）以及体脂率、内脏脂肪含量等特殊指标也有助于获得药效学指标，更好地支持最佳剂量选择，探索新药的疗效特征。

特殊人群的药代动力学（PK）研究：特殊人群的PK研究包括肝、肾功能损害患者、老年患者、孕妇及儿童患者的PK研究。对于代谢性疾病患者，尤其是那些伴有肝肾功能障碍的患者，需要考虑疾病本身对肝肾功能的影响，以及不同年龄段人群的生理差异对药物PK行为的影响。需要特别关注药物的代谢和排泄，因为这些因素可能会显著影响药物的PK特征。

代谢综合征的药物治疗选择：对于代谢综合征患者，需要综合考虑血压、脂代谢和糖代谢紊乱等因素，选择合适的调脂、降糖、降压药物。例如，对于非中心性肥胖+高血压+高血糖+血脂异常的患者，降糖药物首选二甲双胍、DPP-4i（二肽基肽酶Ⅳ抑制剂）等，降压药物首选ACEI（血管紧张素转换酶抑制剂）、ARB（血管紧张素Ⅱ受体拮抗剂）等。

（作者　刘东阳教授）

定量药理学在代谢性疾病药物早期开发中发挥什么作用？如何更好运用以模型为导向的定量药理学研发模式？

定量药理学在代谢性疾病药物早期开发中发挥着提供有效性证据、指导剂量选择、优化或豁免试验等重要作用，具体包括通过定量分析药动学、药效学（PK/PD）数据，确定最佳的剂量或浓度范围，确定给药频率；通过建模与模拟理解药物如何在不同体重或代谢状态下分布和作用，为不同患者群体设计个性化的给疗方案；通过系统药理学模型模拟疾病的自然历史，理解并预测药物对疾病进程的影响，提高治疗效果；模拟临床试验，分析替代终点和临床终点的定量关系，加速新药批准等。

以模型为导向的定量药理研究模式应尽早运用到代谢性疾病药物的开发中，并在药物开发全生命周期中发挥以下作用：①整合PK、PD、疾病进程、生物标志物等多个维度的数据，通过建模与模拟技术整合患者、药物和疾病相关信息，建立药物的剂量-暴露-效应关系，定量描述药物、人体和疾病三者之间的关系；②早期研发阶段就通过建模与模拟方法，筛选影响药动学和药效学的重要因素，根据特定人群PK/PD参数的群体典型值和协变量制订个体化的治疗方案；③在全生命周期中持续更新与验证模型，随着临床研究的逐步推进，不断更新和验证定量药理模型，更准确地反映药物的剂量-暴露-效应的定量关系。④进行临床药理学、药物治疗学、药物基因组学、免疫学、组学等多学科的跨学科合作。

（作者　刘东阳教授）

代谢性疾病药物临床试验设计通常包括哪些方法以及具有什么特点?

代谢性疾病药物的临床试验设计需要充分考量疾病的复杂性、患者的多样性及长期治疗需求。

以下是一些常用的方法及其特点。

随机对照双盲试验：作为代谢性疾病药物试验的标准设计，随机对照双盲试验（Randomized Controlled Trial, RCT）是关键的临床试验形式。其中，对照的选择是试验设计的核心要素。在代谢性疾病（例如轻症的糖尿病）的早期探究中，安慰剂对照常被采用；然而，出于伦理考虑，特别是针对重症患者，需选用标准治疗作为对照。

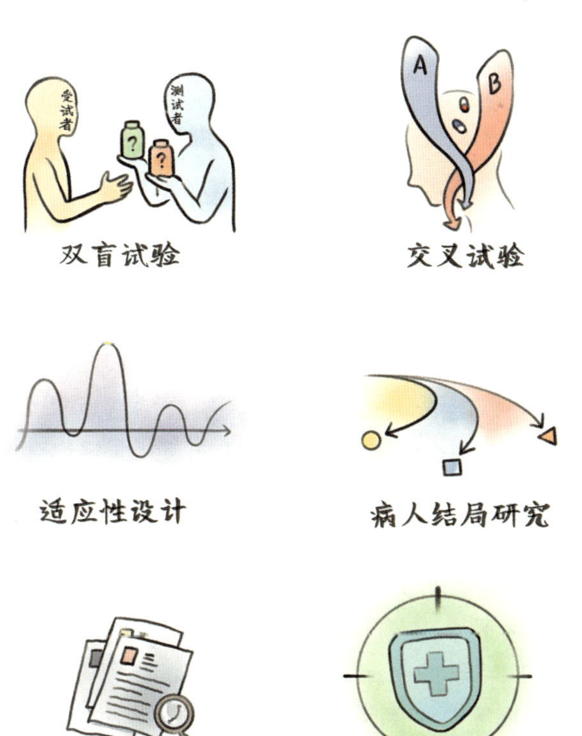

双盲试验　交叉试验

适应性设计　病人结局研究

真实世界研究　长期安全性监测

交叉设计：此设计下，患者会在不同时间点接受不同治疗（如治疗A与治疗B），且治疗期间通常设有洗脱期，以消除前一治疗的影响。交叉设计特别适用于慢性代谢性疾病（如高脂血症）的试验，因其能有效消除患者个体差异的影响，使每位患者均成为自身的对照。

在此类试验中，受试者与研究者均知晓分配的治疗方案。这通常应用于后期临床试验，或当盲法不可行时（例如，肥胖治疗中采用显而易见的干预手段）。开放试验多用于评估药物的长期安全性或疗效，或在伦理上不允许使用安慰剂的情况下进行。

适应性设计：这种设计允许根据中期数据调整试验方案，如调整样本量、治疗组别或终点指标。在获取初步数据后，适应性设计能更灵活地应对患者异质性和代谢性疾病的复杂性，从而优化试验设计。

患者报告结局：鉴于代谢性疾病多为慢性病，有时需确定药物的最终临床疗效，而非仅依据特定实验室检测结果。此类试验常采用复合终点设计，涵盖生存率、心脑血管等严重并发症等关键事件，以全面评估药物的长期疗效和安全性。同时，严格监测患者的依从性，通过自我报告、药物监测或电子监控设备确保患者按规定用药。

真实世界研究：利用常规医疗实践中的数据（如电子健康记录、保险索赔数据）来补充或验证临床试验结果。真实世界研究（Real-World Evidence, RWE）能为药物在广泛人群中的真实效益和风险提供有力证据。它主要用于支持药物上市后的监测，或补充传统临床试验数据，特别是在临床试验结果存在局限性时。

这些设计方法和特点共同应对代谢性疾病药物开发中的复杂挑战，提升临床试验的科学性和实用性，助力开发更有效的治疗方案。

（作者　肖申博士）

在代谢性疾病患者长期用药过程中，应如何评估其安全性与耐受性？

对于代谢性疾病患者而言，长期用药的安全性与耐受性评估是治疗过程中不可或缺的一环，这些疾病往往具有慢性且需长期管理的特性。

长期安全性监测：代谢性疾病，如糖尿病、高脂血症、高尿酸血症等，通常需患者长期服用降糖药、降脂药、降尿酸药等药物。因此，长期安全性监测显得尤为重要，其应全面覆盖心血管、肝脏、肾脏等主要器官系统。具体而言，需密切关注心血管事件的发生率、肝肾毒性等关键指标。同时，随着用药时间的延长，药物可能累积不良反应，故需持续监测不良事件的发生频率及严重程度。此外，长期监测还应涵盖体重与代谢参数的变化、激素水平的影响、药物间的相互作用以及生活质量的评估等多个方面。

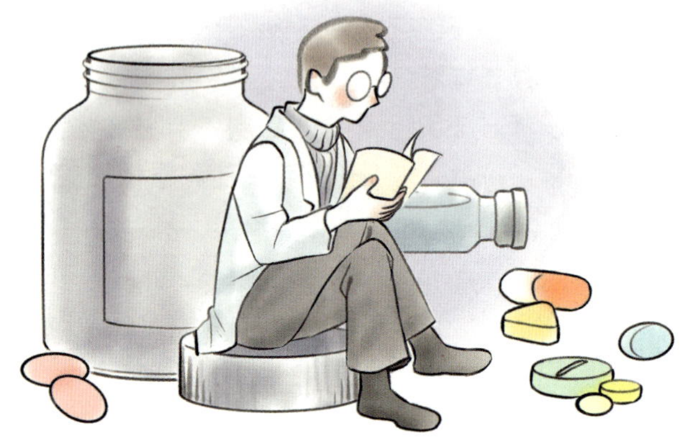

耐受性和依从性评估：长期用药过程中，患者可能对药物产生反应性降低，因此需在治疗过程中适时考虑剂量调整或药物更换。特别是在糖尿病等代谢性疾病的治疗中，药物耐药性或疗效减退是常见现象，需通过长期随访进行细致评估。同时，耐受性不佳会直接影响患者的依从性，进而影响治疗效果。因此，长期评估中需要密切关注患者的药物耐受性与依从性情况。患者的自我报告数据，如药物引起的不适症状、长期耐受性感受等，均为耐受性评估提供了宝贵的补充信息。

综上所述，代谢性疾病患者长期用药的安全性与耐受性评估需要全面、持续地进行，涵盖多方面因素的系统评估。这种综合性的评估方式对于确保患者在长期治疗中获得最佳效益，同时有效降低潜在风险具有重要意义。

（作者　肖申博士）

代谢性疾病药物临床试验的审评审批

为指导糖尿病等代谢性疾病药物临床试验有序开展，国家药监局药品审评中心近年来出台了哪些技术指导原则？

近年来，针对高血糖和高血脂等常见代谢性疾病，国家药监局药品审评中心（以下简称药品审评中心）出台了多个技术指导原则，以规范和指导这些治疗领域的药物临床开发工作。

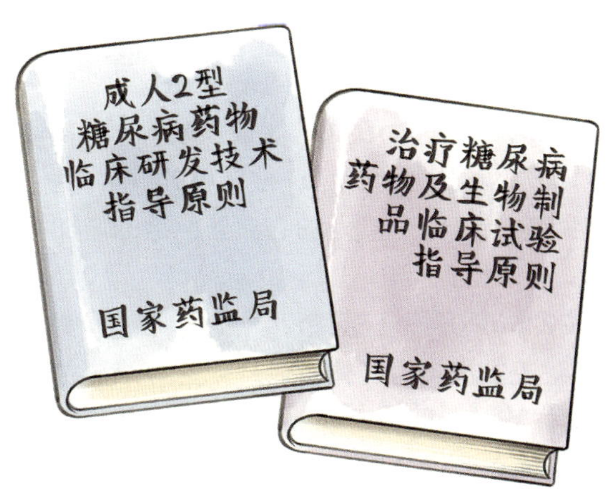

2023年2月，药品审评中心发布《成人2型糖尿病药物临床研发技术指导原则》，这是在2012 年发布的《治疗糖尿病药物及生物制品临床试验指导原则》基础上，结合 2型糖尿病疾病特征、治疗理念和临床实践变化、临床诊疗指南更新以及药物临床研发进展，针对当前 2 型糖尿病降糖药物临床试验设计所提供的建议。此外，为应对2型糖尿病患者单药治疗失效的概率逐渐增加，往往需要采用联合治疗才能使血糖得到良好控制。

2023年8月药品审评中心发布《2型糖尿病口服药物复方制剂研发指导原则》，以指导糖尿病药物复方制剂的研发，为糖尿病的治疗提供了更多的药物治疗手段。其实，对于糖尿病药物研发，药品审评中心在2012年5月就发布了两个重要的指导原则，一个是《治疗糖尿病药物及生物制品临床试验指导原则》，该指导原则对1型和2型糖尿病药物临床试验设计、适用于不同研究阶段的终点事件和适宜的人群等问题提供指导；另一个是《治疗2型糖尿病新药的心血管风险评价指导原则》，该指导原则对如何评估新型2型糖尿病治疗药物不会引发不可接受的心血管风险的增加提出建议。

2024年10月，药品审评中心发布《司美格鲁肽注射液生物类似药体重管理适应症临床试验设计指导原则》，以更好地推动我国生物类似药的研发，指导司美格鲁肽注射液生物类似药体重管理适应症的临床开发。司美格鲁肽注射液是一种长效人胰高血糖素样肽-1（GLP-1）受体激动剂，原研药的商品名分别为诺和泰和诺和盈。诺和泰用于2型糖尿病成人患者的血糖控制。诺和盈先后在美国、欧洲和日本获批体重管理适应症。2024年6月，该药在我国大陆获批上市，用于在控制饮食和增加体力活动的基础上对成人患者的长期体重管理。

对于治疗高血脂药物临床研究，药品审评中心曾在2020年12月出台了《治疗脂代谢紊乱药物临床试验技术指导原则》，为治疗脂代谢紊乱药物的临床试验提供技术建议。脂代谢紊乱是指实验室检查的血脂水平异常，也称高脂血症、血脂异常。根据病因可分为原发性和继发性。临床分类包括高胆固醇血症、高甘油三酯（TG）血症、混合型高脂

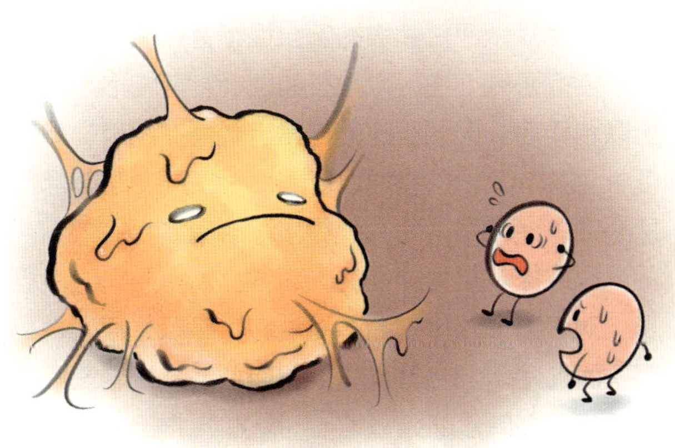

血症和低高密度脂蛋白胆固醇（HDL-C）血症。脂代谢紊乱最常见的是高胆固醇血症，即血清总胆固醇（TC）和/或低密度脂蛋白胆固醇（LDL-C）升高。高胆固醇血症可独立存在，也可同时伴随其他脂代谢紊乱以及心脑血管等疾病风险增加。因此，调脂药物研发的主要目的也包括降低与血脂升高相关的心脑血管疾病的风险。

涉及代谢性药物的临床试验主要包括以下内容。

临床药理学研究：包括药效学研究、药代动力学研究、药代动力学影响因素研究和药物相互作用研究等；

探索性临床试验：以确定适宜的剂量范围，为确证性临床试验提供剂量选择依据，研究周期一般为4周到3个月；

确证性临床试验：采用随机、双盲、对照设计，以便科学评估药物的安全性和有效性。可以是单药治疗研究，也可以是在其他调脂药物治疗基础上联合用药。因调脂药物通常需要长期用药，故确证性临床试验周期需要12个月，主要疗效指标包括心血管疾病发病率、死亡率和血脂参数等。

以临床获益为终点的临床试验规模更大时间更长。对于参加临床试验的受试者，可以是原发性高胆固醇血症、混合性高脂血症或单纯高甘油三酯血症的成人患者。

（作者　常建青）

代谢性疾病药物临床试验的参与与招募

受试者参加代谢性疾病药物临床试验的重要性是什么？

代谢性疾病，如糖尿病、高血压、高血脂等，都是长期慢性病。虽然现在已经有很成熟、甚至被公认为最好的治疗方法，但还是有很多患者在常规治疗中控制得不好，或者因为没遵医嘱治疗，效果不理想。如果患者参加临床试验，就有机会尝试新的试验药物或者治疗方案，而且在治疗、管理等方面得到专业关注。

新方案
免费检查
专业指导
更好的照顾
用药监督

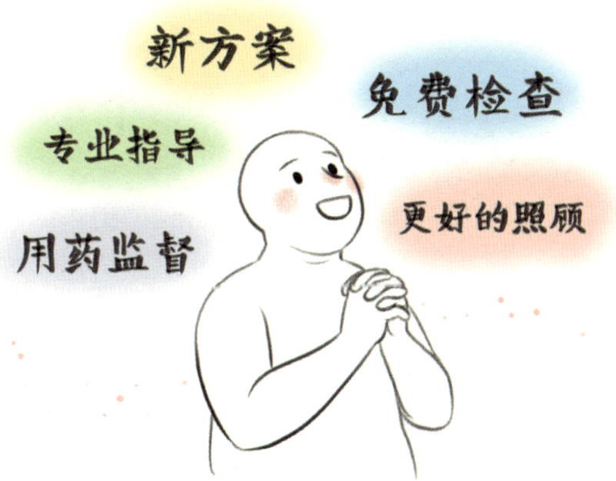

患者如果被分到对照组，通常接收的是标准治疗，或有基础治疗，如果是安慰剂对照，试验终点出现后，也有机会接收试验药物的治疗。另外，申办方将提供免费的检查，让患者更清楚自己的病情。而且，研究团队还会给患者提供专业的疾病知识指导和用药监护，帮助患者更好地了解和管理自己的疾病。

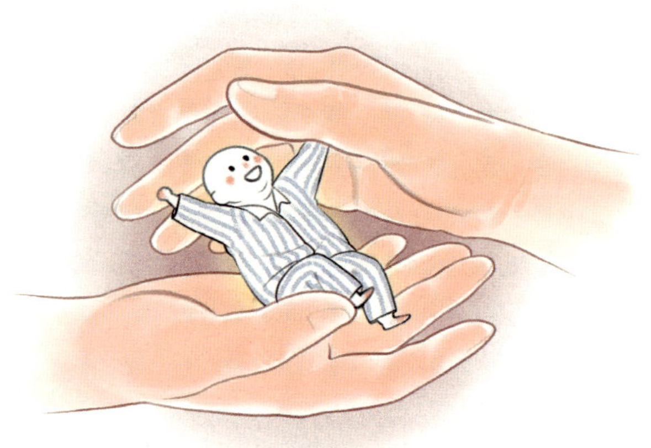

受试者参与代谢性疾病药物临床试验有哪些风险和获益？需要注意什么？权益又怎么保障？

代谢性疾病是长期慢性病，有时常规治疗可能效果不佳。参与临床试验，患者能得到一些好处，比如试验药物、标准治疗药物（如果设有对照组）、免费检查，还有专业的疾病教育和用药指导。而且，因为代谢性疾病需要长期管理，参与临床试验还能让患者和研究者建立更紧密的联系，得到更多的关注和照顾。当然，试验药物可能不是万能的，所以患者得按时随访，按要求自查并记录血压、血糖等指标，一旦有不舒服就得赶紧告诉研究人员，他们会及时处理。另外，申办方还会给每位受试者买保险，给受试者提供保障。

患者如何找到和参加代谢性疾病药物临床试验？

现在代谢性疾病的临床试验很多，而且不少申办方都把研究中心设在了三四线甚至五六线城市。想了解正在开展的临床试验的信息，可以登录

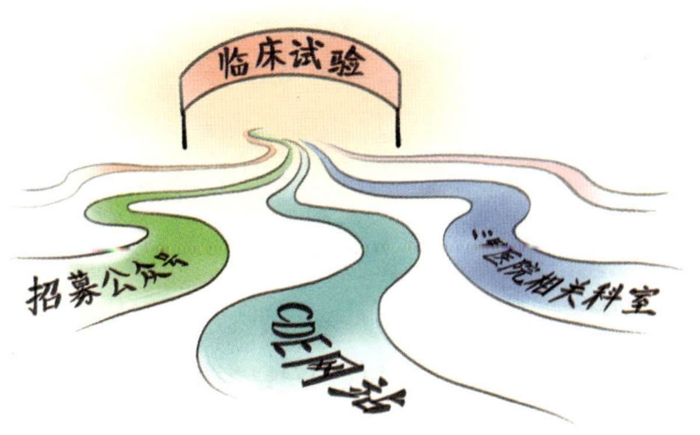

国家药品监督管理局药品审评中心（CDE）的网站（http://www.chinadrugtrials.org.cn/index.html）查询，或者关注第三方招募公司的公众号，他们经常会发招募广告。当然，也可以直接去自己所在城市的三甲医院相关科室咨询，比如内分泌科、心内科、肾内科或者代谢病科等。不管通过哪种渠道，最好还是先咨询自己的临床医生，了解项目情况，初步判断自己是否符合条件。如果是通过招募公司，他们会根据患者的病史和当前病情，帮忙对接研究团队，处理好入组前的各种流程，这样患者就能更省时、更高效地参与临床试验了。

在参与代谢性疾病药物临床试验之前，患者及其家属需开展哪些准备工作？

参加代谢性疾病临床试验前的准备工作是一项系统工程，需要患者及其家属的共同努力和配合。通过做好以下准备工作，可以确保试验顺利进行和患者的安全，为医学研究和临床治疗做出积极贡献。

专业咨询与初步评估 患者首先应咨询自己的主管医生或所在地的大型医疗机构，了解临床试验的相关信息，并初步评估自己是否符合参加试验的条件。这一步骤能帮助患者明确试验的目的、流程、风险及潜在受益，为后续决策提供依据。

病历材料的准备 准备齐全的病历材料是参加临床试验的必要条件。这些材料包括诊断书、住院记录、用药清单等，特别是代谢性疾病患者，需有稳定的用药记录，如购药凭证、小票或病历上的记录。这些材料有助于医生全面了解患者的病史和病情，为后续的筛选和评估提供重要参考。

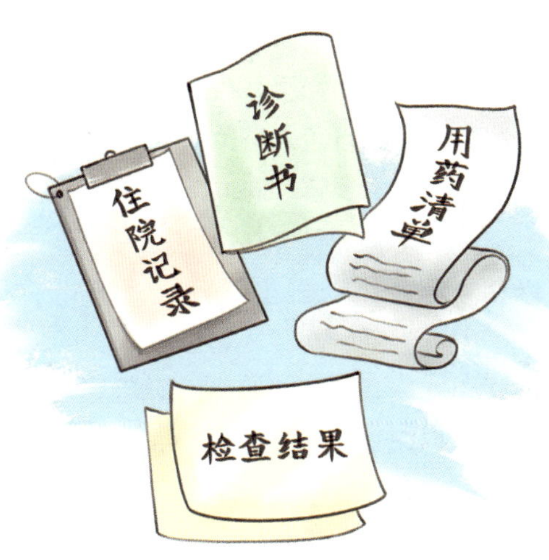

交通与时间的考虑 在决定参加试验前，患者还需评估自己的住所离试验研究中心的距离，以及需要前往的次数和时间。这有助于患者合理安排行程，确保能够全程参与临床研究，避免因交通不便或时间冲突而影响试验进度。

网上查询与咨询 随着互联网的普及，患者可以通过多种途径获取临床试验的相关信息。登录国家药品监督管理局药品审评中心（CDE）网站，可以了解临床试验的官方信息和指导原则；网上查阅经伦理委员会批准的招募广告，可以获取更多临床试验详情；查询正规的招募公司的相关信息，确保参与的临床试验是合法且可信的。

前往研究中心面诊 在做好上述准备后，患者应前往研究中心找医生面诊。医生会详细讲解研究情况，并根据试验的入排标准严格评估患者是否适合参加。

配合筛选与检查 如患者符合条件并签署知情同意书，将进入筛选阶段。在此阶段，患者需配合做好各项检查，留出足够的时间。这些检查有助于医生进一步评估患者的身体状况和病情，为后续的试验分组和治疗提供依据。

了解未入选的后续安排 若患者未入选临床试验，不必灰心丧气。此时，患者可以咨询医生是否有其他合适的临床试验可供参加，或继续接受常规治疗，调整用药方案。医生会根据患者的具体情况提供个性化的建议和指导。

强调诚信与安全 所有临床试验的设计和要求均以确保患者安全为前提。因此，患者在参加临床试验时必须提供真实信息，不得隐瞒或提供虚假检查结果。这不仅有助于维护研究数据的准确性和可靠性，也有助于保障患者的个人治疗效果和生命安全。

（作者　曹茂华）

代谢性疾病药物临床试验的未来趋势

代谢性疾病药物研发有哪些新靶点、新方向与新策略？

代谢性疾病，就像潜伏在人体内的隐形杀手，无声无息地威胁着人民的健康，科学家们正夜以继日地探索新的治疗靶点、方向和策略，希望能找到那颗照亮黑暗的明星。

除了本章节开头介绍的已有靶点药物，目前代谢性疾病药物新靶点如下：

GLP-1R/GIPR双靶点药物的研发：标志着代谢性疾病治疗领域的一大突破。这类药物通过同时作用于GLP-1受体和GIP受体，展现出更强的降糖和减重效果，为2型糖尿病和肥胖症患者带来了新的希望。

INHBE靶点的发现：揭示了其在体脂分布和代谢性疾病中的关键作用，为腹部肥胖和代谢综合征的治疗提供了潜在的新靶点。

在AMPK靶点的研究中，溶酶体AMPK的激活方式成为新的研究热点：通过抑制PEN2或aldolase，模拟细胞葡萄糖饥饿状态，从而激活溶酶体AMPK，这种策略在降低脂肪肝、缓解高血糖等方面显示出显著效果，且避免了全局/慢性AMPK激活可能带来的不良反应。

AKR1B靶点的多功能性引起了广泛关注：其不仅参与葡萄糖代谢分支多元醇通路，还在免疫细胞代谢重编程和信号代谢产物的产生中发挥重要作用，为代谢相关疾病的免疫治疗提供了新的思路。

脂联素信号通路：作为调节脂肪代谢、改善胰岛素抵抗的关键途径，其高分子聚合体脂联素的活性亚型为肥胖和代谢综合征的治疗提供了新的策略。

肠道菌群代谢产物和免疫细胞相关靶点的研究：为代谢性疾病的治疗开辟了新的方向。这些代谢产物通过影响代谢途径和免疫细胞功能，在疾病的发生和发展中扮演重要角色，而调节免疫细胞的功能则可能有助于改善疾病的预后。

代谢性疾病药物的新靶点不断涌现，它们也像是隐藏在疾病背后的秘密武器，等待着被科学家们发掘和利用。

新方向：精准医疗，正逐渐成为代谢性疾病药物研发的“新宠”。它就像一位精通读心术的医生，通过分析个体的基因组、转录组、蛋白组等信息，能够精确地洞察每个患者的疾病机制，从而量身定制出最适合的治疗方案。这样一来，不仅治疗效果大大提升，药物副作用也能得到有效降低。

新策略：在代谢性疾病的治疗中，单一靶点的治疗往往势单力薄，难以取得理想的效果。科学家们开始尝试多靶点联合治疗的策略，能够同时作用于多个靶点，形成强大的合力，从而取得更好的治疗效果。此外，基因编辑技术和干细胞疗法等前沿科技也为代谢性疾病的治疗带来了新的希望。

（作者　毛冬蕾）

历史故事

说说糖尿病

不容忽视的全球性疾病

2021年，国际糖尿病联合会（Internal Diabetes Federation，IDF）估计全球有超过5.37亿成年人（20-79岁）患有糖尿病，预计到2045年，这一数字将上升至7.83亿。这相当于全球约十分之一的成年人患有糖尿病，使其成为全球最常见的慢性病之一。

糖尿病不仅在高收入国家很常见，而且已成为低收入和中等收入国家的主要公共卫生问题，目前近80%的糖尿病患者生活在这些国家。经济发展、城市化和生活方式的改变是导致糖尿病发病率上升的原因之一。

2型糖尿病约占所有糖尿病病例的90%-95%，主要受饮食、缺乏运动和肥胖等生活方式因素的影响。肥胖率上升与2型糖尿病患病率上升密切相关，尤其是在加工食品、含糖饮料和久坐生活方式越来越普遍的国家。

全球糖尿病的高发地区如下。

1 西太平洋区域：中国是全球糖尿病患者最多的国家，糖尿病患者人数超过1.4亿。快速的城市化、人口的老龄化和饮食习惯的变化都使糖尿病患者人数大幅增加。

❷ **东南亚：**印度是全球第二大糖尿病患者国，约有7700万成年人患有糖尿病，预计到2045年将翻一番。传统饮食正日益被高热量的西方饮食所取代，导致糖尿病发病率上升。

❸ **中东和北非：**沙特阿拉伯和埃及及其周边地区的国家也是全球糖尿病发病率最高的国家。该地区近16.2%的成年人患有糖尿病。

糖尿病给全球带来了巨大的经济损失。据IDF估计，2021年糖尿病相关的医疗保健费用接近1万亿美元。这些费用包括住院护理、药物治疗和并发症管理，给全球医疗保健系统带来了沉重的负担。

糖尿病患病率是一个复杂且多方面的问题，与生活方式、社会经济因素和遗传倾向相互交织。这一全球健康挑战强调需要普及教育、早期干预和改善医疗保健，以减少其日益增长的影响。某些人群，如美洲原住民、澳大利亚原住民、太平洋岛民以及南亚裔或非洲裔，在遗传上属于高发人群。此外，由于健康食品选择有限、娱乐机会较少以及医疗保健机会较少，低收入群体往往面临更高的风险。糖尿病在城市地区比在农村地区更常见。城市环境通常助长了人们久坐的生活方式，更容易吃快餐，而且污染程度通常更高——所有这些因素都与糖尿病患病率较高有关。

世界卫生组织和IDF呼吁共同努力，预防和管理糖尿病，特别是2型糖尿病。这些努力的重点是促进更健康的饮食、规律的体育锻炼、提高公众意识，以及改善人们获得负担得起的胰岛素和其他治疗方法的机会。

古老的疾病

大约在公元前1500年，古埃及的医学文献《埃伯斯纸莎草书》中描述了一种极度口渴和尿频的病症，称之为“消耗性疾病”。这应该是人类关于糖尿病最早的文字记录。虽然当时的古埃及人没有将其明确认定为糖尿病，但书中所描述的症状与糖尿病的症状非常相似。

无独有偶，古代中医文献，例如《黄帝内经》也有类似的描述，比如患者极度口渴、尿频和体重减轻等症状，并且将其称为“消渴病”。

有记录显示，古印度医生发现了一种他们称之为“Madhumeha”（意为“蜂蜜尿”）的疾病，患者的尿液会吸引蚂蚁，因为有甜味。古代中医也会品尝患者的尿液，以确认尿液是否有甜味，并以此诊断消渴病。

古希腊医生，尤其是公元2世纪卡帕多西亚的阿雷塔乌斯（Aretaeus），是最早使用“糖尿病”（Diabetes）这个名称的。该词源于希腊语“虹吸”的意思，指的是糖尿病患者所经历的极度口渴和频繁排尿。

到了中世纪的欧洲，当时的医生们将糖尿病称为“排尿恶魔”，因为糖尿病会导致尿频。17世纪欧洲医生托马斯·威利斯（Thomas Willis）证实，糖尿病患者的尿液味道很甜，于是他创造了“mellitus”一词来描述糖尿病，拉丁语中意为“蜂蜜般甜”。目前英文糖尿病的全称是“Diabetes mellitus”，即来源于此。

这些古代观察为现代人对糖尿病的理解奠定了基础。尽管早期不同文化的医生并不了解糖尿病患者代谢紊乱的原因，但他们将各种症状联系起来，描述了各种表现，甚至指出了该疾病的不同类型。这种跨文化对糖尿病的理解，凸显了健康挑战的普遍性和古代医疗实践的丰富性。

不同类型的糖尿病

早在古印度时期，阿育吠陀系统的医生就根据发病年龄把糖尿病分成了两种不同的类型——一种影响年轻人，一种影响成年人——这有可能指的就是1型糖尿病和2型糖尿病。其实就在这几十年前，现代医学的分类也还是停留在小儿糖尿病

（pediatric diabetes）与成人糖尿病（adult onset diabetes）。但随着“成人糖尿病”的发病年龄不断降低，儿童和青少年中患此病的人数日益增多，医学界将它们重新定义，改称为1型糖尿病和2型糖尿病。

其实，糖尿病并不只有这两种类型，除了最常见的1型糖尿病和2型糖尿病之外，还有妊娠糖尿病（gestational diabetes），专指妇女在孕期内由于激素的变化而影响到胰岛素分泌及糖代谢；单基因糖尿病（monogenic diabetes），一种因单个基因突变而导致的罕见糖尿病类型，通常在婴儿或幼儿中诊断出来；继发性糖尿病（secondary diabetes），由其他医疗状况或治疗引起，例如囊性纤维化、胰腺炎或长期使用类固醇引起的糖代谢紊乱等。

1型糖尿病是一种自身免疫性疾病。患者的免疫系统攻击自身胰腺中产生胰岛素的细胞，导致胰岛素分泌量减少或完全不分泌。1型糖尿病在很大程度上与遗传有关，通常在儿童时期由其他疾病诱发而患病，但其他年龄段也都有可能发生。在胰岛素被发现之前，1型糖尿病往往是致命的，延长寿命的唯一方法是通过极其严格的、近乎饥饿的饮食，这对身体和情绪来说都是极大的折磨；发现胰岛素之后，血糖监测和胰岛素治疗是1型糖尿病的主要管理与治疗方法。

2型糖尿病是一种代谢紊乱综合征。患者虽然还能分泌胰岛素，但却无法有效利用胰岛素。他们的身体要么抵抗胰岛素的作用，要么无法产生足够的胰岛素来维持正常的血糖水平。这种类型通常与肥胖、不良饮食和缺乏运动等生活方式因素有关，遗传因素也会起到一定的作用。虽然2型糖尿病在成人中更常见，但在儿童的发病率也越来越高，尤其是有家族病史或肥胖的儿童。2型糖尿病的治疗通常包括改变生活方式、药物治疗和定期监测血糖水平。治疗方法因个人健康状况、血糖水平和治疗反应而异。

通过改变生活方式、药物治疗和多方支持，许多2型糖尿病患者可以成功控制病情、维持健康的血糖水平并预防并发症。

胰岛素的发现

胰岛素的发现是医学史上最重大的突破之一，它将1型糖尿病从一种致命的疾病转变为一种可控制的疾病，挽救了数百万人的生命。

1921年，加拿大外科医生弗雷德里克·班廷（Frederick Banting）博士在一次深夜读书时的灵光一现，提出了一个大胆的假设。他认为可以通过从胰腺中提取某种能调节血糖的物质来治疗糖尿病。当时医学界对调节血糖的激素知之甚少，而班廷也远非糖尿病或内分泌学专家。在医学生查尔斯·贝斯特（Charles Best）的帮助下，他们二人成功地从狗的胰腺中分离出了一种新的蛋白质，并称其为胰岛素。他们与多伦多大学的约翰·麦克劳德（John Macleod）博士合作，改进了提取和纯化方法，并通过动物实验明确展示了胰岛素在降低血糖方面的有效性。

首次成功的人体试验发生在1922年1月。当时一名叫伦纳德·汤普森（Leonard Thompson）的14岁男孩在多伦多总医院接受了胰岛素注射，血糖很快就大幅降低，病情得到了显著改善。

1923年，班廷和麦克劳德因发现胰岛素而共享了诺贝尔生理学或医学奖，但是班廷认为他最亲密的合作伙伴贝斯特也应该共享这个奖，于是他公开与贝斯特分享了所得的奖金；而麦克劳德也跟科利普（Collip，另一位做出重要贡献的科学家）分享了奖金，成为业界的美谈。更重要的是，班廷、贝斯特和麦克劳德还同意以每份1美元的象征性价格，将胰岛素的专利权卖给了多伦多大学。这一决定使得胰岛素的开发变得经济实惠，及时拯救了全世界数百万人的生命。

早期胰岛素的生产工艺是从猪和牛的胰脏中提取和纯化。后来，随着需求的增加和技术的进步，20世纪70年代利用基因重组技术开发出了合成人胰岛素，为生产更纯净、更有效、副作用更少的胰岛素奠定了基础。

胰岛素的发现使1型糖尿病从绝症转变为可控疾病。虽然不能治愈，但胰岛素疗法可以让糖尿病患者过上健康长寿的生活，一些患者在患糖尿病后还能生存50年甚至60多年——这在胰岛素发现之前是不可想象的。

能量需求与血糖调控

顾名思义，胰岛素是在胰脏中产生的一种激素，它在葡萄糖代谢和调控中的作用对于哺乳动物的能量平衡和生存至关重要。

地球上所有的哺乳动物都会产生胰岛素，依赖于胰岛素。不但如此，胰岛素在整个哺乳动物界中是高度保守的，不同哺乳动物所产生的胰岛素只存在很细微的结构差异。就是为什么在合成人胰岛素出现之前，来自牛或猪等动物的胰岛素多年来一直被有效地用于治疗糖尿病，尽管它们会引起极个别的人类免疫反应。

除了哺乳动物之外，许多动物，如鸟类、爬行动物和鱼类，也会产生胰岛素，但是它们的结构差别就相对比较大了。

维持一个生命体需要大量的能量，而葡萄糖则是人体细胞的主要能量来源。人体通过一系列生化反应将葡萄糖转化为能量，这些反应称为细胞呼吸（cellular respiration），主要发生在细胞的线粒体中。这个多步骤过程有效地分解葡萄糖以产生三磷酸腺苷（ATP），一种为直接细胞功能提供能量的分子。在细胞为各种生物过程提供能量的反应中，每分子ATP被分解为二磷酸腺苷（ADP）的同时会释放出大约7.3千卡（kcal）的能量。每个葡萄糖分子通过细胞呼吸可以产生大约36-38个ATP分子，合计约270千卡能量，使其成为一种非常高效的能量产生过程。

在静息状态下，人体所需的能量大约有一半是用来维持身体正常体温的，这是温血动物最大的能量需求。其次是大脑活动，大约占总能耗的20%，虽然大脑的重量只占体重的2%。这是因为大脑需不间断的能量来进行自身的维护，包括修复和成长，保持活跃的信号传递和信息处理等重要的功能。除了有意识的思考之外，大脑还无意识地调节呼吸、心律和感觉处理等基本、持续和自动的功能。

因为这些功能都必须始终处于活跃状态，所以大脑需要持续的葡萄糖供应，因为它无法大量储存葡萄糖。低血糖（低血糖症）会迅速导致意识模糊、头晕甚至失去意识等症状。在严重的情况下，它会引起癫痫发作或危及生命。但是，在游牧时代，我们的祖先不可能靠随时随地的进食来及时补充能量，而且还必须在饥饿的状态下成功狩猎，这就要求我们的身体不但能有效地储存能量，而且还能持续不断地提供给大脑以及其他器官。

以胰岛素为核心激素的、非常精细的血糖调控体系就是在这样相当严苛的条件下经过漫长的进化而形成的。

超越糖尿病的生活理念

糖尿病并不可怕，糖尿病患者完全可以过上充实而富有活力的生活！

事实上，许多糖尿病患者不仅能通过药物治疗很好地控制病情，而且还能通过养成健康的饮食和生活习惯来改善整体生活质量。

首先，我们要树立信心，养成积极乐观的心态，勇于接受糖尿病是生活的一部分。当患者直面这种目前虽然还无法治愈，但却可以有效管理的慢性病时，许多人发现他们的健康理念会发生很大的变化。患有糖尿病的现状使得他们的健康意识有了很大提高，随着时间的推移，这些积极的健康考量和习惯就会成为第二天性。

作为糖尿病患者，你必须时时关注你能吃什么、能做什么。但是，你千万不要觉得自己的生活受到了限制，怕这怕那。你必须坚持探索各种有益健康的食品、新型的食谱和锻炼身体的活动。这通常会为你打开新口味、学会新技能和体验令人身心愉快的新的运动方式。

虽然身患糖尿病，但你不应该生活在糖尿病的阴影里，而是要设定超越糖尿病的个人目标。无论是职业抱负、旅行户外、还是业余爱好，专注于个人梦想和目标可以使生活变得十分充实。日常生活中的糖尿病管理固然非常重要，但它应该是实现理想和充实生活的一部分。

每个患者的糖尿病经历（症状、血糖变化和对药物的反应）都是不一样的。所以每个患者必须对自己有足够的了解，比如你的身体对食物、压力和运动的反应，并（与医生一起）调整你的治疗方案、生活方式和饮食习惯以满足你自己的独特需求。每天散步、注意饮食或改善睡眠等小小变化，只要持之以恒，随着时间的推移有可能会带来巨大的效果。

与糖尿病共存是一段人生的旅程，充满起伏。学会自我同情可以让你保持坚韧和乐观，知道每一天都是一个过上好日子的新机会。

几个糖尿病冷知识

从胰岛素发现到今天，现代糖尿病基础研究和药物开发已经取得了很大的进展。目前广泛使用的糖尿病药物可以大致分成以下几类：①胰岛素及其类似物；②磺脲类降糖药物；③双胍类降糖药物；④PPAR受体激动剂；⑤DPP-4抑制剂；⑥SGLT-2抑制剂；⑦GLP-1受体激动剂；⑧葡萄糖激酶激活剂(GKA)。拙著《新药的故事》系列科普丛书里基本都有较为详细的介绍，有兴趣的读者可自行参阅。

糖尿病警报犬

糖尿病警报犬（diabetes alert dogs，简称DAD）是一种经过特殊训练的服务犬，它们能够嗅出那些因为主人体内血糖水平的变化而引起的汗液或呼吸的气味变化，特别是在低血糖或高血糖的状况下。这种能力对于一些糖尿病患者（尤其1型糖尿病患者）非常重要，因为血糖的快速波动有可能导致昏迷甚至危及生命。糖尿病警报犬可以在症状变得严重之前向主人发出警报。

“黎明现象”

糖尿病患者即使没有进食，早晨的血糖水平也经常会升高，这种现象被称为“黎明现象”。这是由于激素分泌的波动而引起的，这种波动有助于身体苏醒，但同时也会导致血糖飙升。

胰岛素和肌肉生长

虽然胰岛素主要是与血糖调控有关，但它也通过帮助肌肉细胞吸收氨基酸在肌肉生长中发挥着重要作用。所以在某些运动项目中，比如以长肌肉为目的的健美运动，运动员在训练时存在滥用胰岛素的现象。前面我们已经说明了，胰岛素过量使用，会造成低血糖。如果没有适当的医疗监督可能会发生危险。

人工胰腺

近年来，人造胰腺的研究取得了长足的进步，尤其是在为1型糖尿病患者（有时是2型糖尿病患者）提供新解决方案方面。人工胰腺的目标是创建一个可以监测血糖水平并自动输送正确剂量胰岛素的系统，模仿健康胰腺的功能。目前的人造胰腺系统通常结合了连续血糖监测仪（CGM）、胰岛素泵和实时调整胰岛素输送的算法。正在开发的新技术包括闭环或人工胰腺系统，可自动控制血糖。这些设备无需人工输入即可测量血糖并释放胰岛素，大大减轻了管理负担。

糖尿病是一个复杂且多方面的问题，与生活方式、社会经济因素和遗传倾向相互交织。这一全球健康挑战强调需要普及教育、早期干预和改善医疗保健，以减少其日益增长的影响。我们还应该积极支持和参与糖尿病药物的临床试验，为更有效地治疗糖尿病做出贡献。

（本章撰文　梁贵柏博士）

研究者故事

（按研究者姓氏汉语拼音排序）

高蕾莉博士：
糖尿病药物临床试验创新发展

临床试验作为更高标准的科学研究，对锻炼医生的科研思维、科研理念及接触最前沿诊疗信息具有极大帮助。随着本土糖尿病创新药研发的发展，高蕾莉博士相信，中国的研究者将在国际舞台上发挥更大作用。

撰文｜毛冬蕾

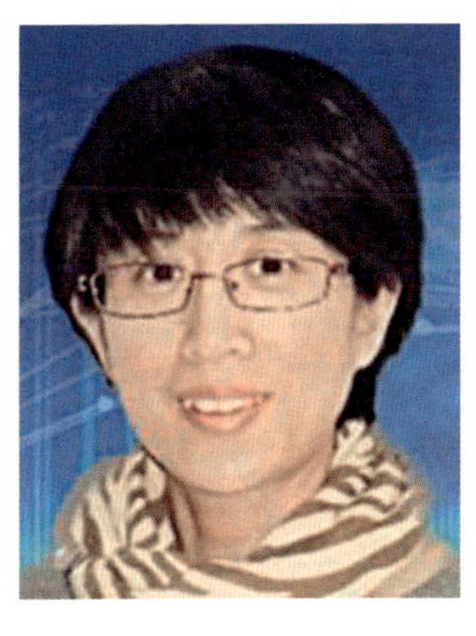

高蕾莉

北京大学人民医院内分泌科副主任医师，博士，毕业于北京大学医学部

主要研究方向为糖尿病、甲状腺疾病及骨质疏松症等疾病的诊断及治疗

在北京大学人民医院内分泌科，有这样一位资深专家，她深耕糖尿病、甲状腺疾病等内分泌代谢性疾病的诊断与治疗多年，不仅拥有深厚的医学理论功底，还积累了丰富的临床试验经验。她就是该科室医生、助理研究者（Sub-I）——高蕾莉博士。

近日，我们有幸专访了高博士，请她就糖尿病等代谢性疾病的治疗进展及当前正在开展的临床试验进行了深入分享。

糖尿病的防控挑战

高蕾莉博士首先介绍了糖尿病在内分泌系统疾病中的重要性。她认为，基于糖尿病的患病率及其对心血管疾病风险的影响，糖尿病仍然是内分泌代谢性疾病领域中最需要关注的疾病之一。

纵观我国糖尿病的流行病学变化趋势，回溯至20世纪80年代，其患病率尚不足1%，而今却已飙升至近11%，部分地区甚至更高。“这一迅猛增长无疑给我国糖尿病防控工作带来了巨大挑战。”她说。

糖尿病作为慢性病，其危害不仅在于控制不当可能引发的糖尿病急性并发症，更在于那些与长期血糖控制不佳紧密相关的糖尿病慢性并发症。因此，在全球范围内，糖尿病依旧是一个亟待长期有效控制手段的疾病。长期用药的疗效和安全性、药物的可及性及用药依从性都是影响患者预后的重要因素。

当前，糖尿病诊疗指南日臻完善，从诊断到治疗，再到控制目标和管理策略，均有了明确指导。糖尿病的治疗管理理念也从单纯的血糖控制达标转变为以患者为中心的综合管理，不仅要将血糖控制在合理范围内，更要关注并控制心血管疾病风险，

“这些都是影响糖尿病患者生命质量的关键所在。”高蕾莉博士说。

降糖药物研发进展显著

回顾过去20年糖尿病的药物治疗显著发展，为糖尿病患者提供了不同的治疗选择。一些药物在有效降糖的同时，在体重管理、心肾保护等方面具有综合获益。

如今，糖尿病领域的新药研发依旧活跃。新药的研发既要基于对糖尿病发病机制的深入探索，又要在试验设计上不断创新。在评估指标上，除了传统的有效性和安全性评价指标外，也要关注与生活质量等相关的患者报告结局在用药前后的变化。

在降糖药物临床试验设计中，糖化血红蛋白（HbA1c）仍是反映血糖控制的主要终点指标。国家药品监督管理局药品审评中心2023年2月发布的《成人2型糖尿病药物临床研发技术指导原则》中，也强调了降糖药物的主要疗效评估以HbA1c变化为核心，同时关注低血糖与心血管安全风险。高蕾莉博士解释说，糖化血红蛋白虽非反映糖尿病控制的“硬终点”，但HbA1c的下降直接反应血糖控制的改善。因此，对于糖尿病的短期高血糖治疗和长期微血管并发症的控制，HbA1c仍然是国内外监管部门公认的有效替代指标。

在降糖药物的研发中，基于对药物机制的探索或概念验证需要加入的探索性指标也具有重要价值，可能有助于发现新的适应证。因此，在关注血糖指标的同时，体重、腰围等其他代谢相关指标也值得关注。企业需在临床开发过程中不断探索并优化研发方案，才能研制出更优质、最贴合目标人群需求的药物。

除此之外，患者报告结局（PROs）正逐渐成为临床试验中的重要考量点之一。通过问卷评估患者的生活质量和心理状态，这一做法虽非新颖，但正日益受到重视，成为临床试验观测指标不可或缺的一部分。

高蕾莉博士强调，药物研发过程漫长且充满挑战，有面临失败的可能。因此，从事基础研究、药物开发与转化的所有受试者都值得敬佩。

糖尿病药物需长期使用，因此，全方位保障受试者安全至关重要，这也是新药临床试验伦理审查和监管审查的重中之重。伦理审查中，受试者保护与风险控制始终占据首位，试验方案须详尽规划这些风险控制措施，并在知情同意时，确保受试者全面了解试验风险，自主做出是否参加试验的决定。“受试者是医学研究不可或缺的贡献者，值得我们尊重与感谢。”高蕾莉博士说。当受试者知晓临床试验有伦理机构、药品监管部门及研究者的共同护航时，他们的参与信心将倍增。

未来关注的新方向、新靶点

展望未来，高蕾莉博士认为，糖尿病和糖尿病并发症的临床试验方面，有几个方向值得关注。首先是基于发病机制改善微血管病变或神经病变的药物目前仍然存在未被满足的需求。此外，随着科技发展，一些新治疗手段，如基因治疗、细胞治疗等，在糖尿病及其并发症治疗中的应用还需要根据临床需求和科学进展来不断调整和完善。

在糖尿病及代谢性疾病领域，新药研发依赖于基础研究对发病机制方面新靶点的发现。这些新靶点的探索需要坚实的基础研究作为支撑。

在糖尿病并发症方面，尽管已有一些关键的研究成果，如肾素-血管紧张素系统阻断剂、SGLT-2抑制剂、非奈利酮、司美格鲁肽的肾脏结局研究，但仍需更多的研究和探索，如探索不同药物组合对如糖尿病肾病的结局影响。

对于其他糖尿病慢性并发症，如糖尿病视网膜病变和糖尿病神经病变，目前的药物研发相对较少。“未来，我们期待在这些方面也能看到更多药物研发的进展和突破。”高蕾莉博士说。

深耕糖尿病药物临床试验

在北京大学人民医院，每年开展的糖尿病和代谢性疾病相关临床试验项目数量众多，其中纪立农教授是该领域牵头项目最多的专家。

作为实习医生（Sub-Internship），高蕾莉博士参与了多项具有里程碑意义的临床试验。参与这些研究，让她深刻体会到团队合作的重要性，以及研究者角色的关键性。研究者需严格按照方案执行试验，并有效管理受试者，确保高质量的研究数据。

与临床诊疗相比，临床试验更为复杂且要求更高。研究者需随时应对受试者的问题，进行定期随访，并通过专业知识与各种能力解决问题。因此，临床试验要求研究者具备扎实的专业知识、良好的沟通协调能力、问题解决能力和对受试者的人文关怀。

基于研究药物及其同靶点药物的临床前与临床安全性数据，北京大学人民医院内分泌临床试验团队针对每一项临床试验制定了一系列风险管控流程，以保护受试者安全。在此过程中离不开申办方、CRO、SMO各方的协调合作和共同努力。

持之以恒，科研与临床并重

高蕾莉博士在临床工作及临床试验深耕多年，每当目睹患者在医生的努力下康复，或是新的药物优化了治疗策略，她都深感自己的付出意义非凡。

对于即将踏入医疗行业的年轻医生及实习医生们，她说："医生这一职业无疑充满挑战，需要投入大量的时间与精力。若对医学怀有浓厚兴趣，愿意为患者的健康倾注心血，那么这份职业将带来难以言表的成就感。"

高蕾莉博士认为，医学是需要不断学习与积累的领域，只有持之以恒地努力，方能不断提升专业素养与技能水平。

对于未来可能投身医学的年轻人，高博士建议他们首先审视自己是否对医学有浓厚兴趣，是否愿意为之付出持之以恒的努力。若具备这样的理念与决心，相信他们定能在这一职业中获得成就与满足。同时，在这一领域除了持久的热情与努力，还需要不断学习与探索新技术、新方法，为医学发展与进步贡献力量。

此外，高博士积极鼓励年轻医生在做好日常诊疗工作的同时，参与科研与临床试验。他认为，科研并非仅限于开展大型研究，日常诊疗中的病例积累、思索与文献查阅同样是科研的一部分。医学的进步离不开医生的思考与探索，而思考正是科研的起点。

她还指出，临床试验作为更高标准的科研活动，对锻炼医生的科研思维、科研理念及接触最前沿治疗信息具有极大帮助。尽管临床试验与日常诊疗间存在一定的壁垒，但参与其中便能跨越这道壁垒，拓宽知识视野，丰富自身知识体系。这对日后开展高质量的研究者发起的研究将产生极大助益。随着本土创新药数量的增多，她相信中国的研究者将在国际舞台上发挥更大作用和产生积极影响。

郝传明教授：
探索糖尿病肾病新药临床试验之路

郝传明教授参与了多项临床试验，如内皮素受体拮抗剂、达格列净和非奈利酮等研究。他强调，中国同步开展临床研究和加快新药上市对肾脏病患者至关重要——不仅能延缓病情发展，避免透析提前，还可降低因心血管事件导致的死亡风险。

撰文｜毛冬蕾

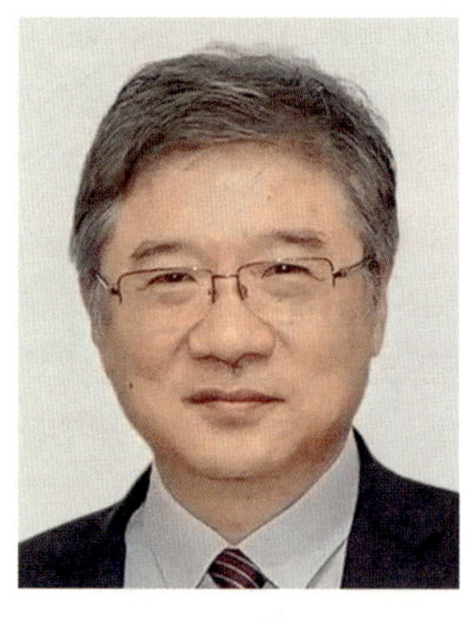

郝传明教授

复旦大学肾脏病研究所常务副所长，华山医院肾脏科特聘教授

主持国家自然科学基金、上海市科委重大项目以及美国国立卫生研究院科研基金项目。被聘为美国肾脏病学会年会审稿人

研究方向为高血压，擅长肾脏病的诊断与治疗

在前FDA资深专家、海森生物首席医学官肖申博士的引荐下，我们有幸与复旦大学肾脏病研究所常务副所长、华山医院肾脏科特聘专家郝传明教授携手，开展了一场学术对话。此次访谈聚焦于糖

尿病肾病领域的最新突破与新药研发进展，郝教授引领我们探索这一医学和药物临床研究的前沿阵地。

郝传明教授首先告诉我们，糖尿病肾病简单来说，是因为患者长期和糖尿病为伴，肾脏受到了伤害，成为糖尿病微血管并发症里的一大问题，可以发展至终末期肾脏病，需要透析来维持生命。危险因素包括高血糖、高血压，还有遗传因素、肾脏里的血流变化等，都爱给肾脏“添堵”。

糖尿病肾病是威胁人民健康的公共卫生问题。根据全球研究，慢性肾脏病的死亡率逐年上升，糖尿病肾病就是一个重要原因。随着全球人口老龄化，糖尿病肾病的发病率也越来越高。

郝传明教授说，这几十年来，我国经济发展很快，大家生活变好了，但糖尿病这样的代谢性疾病也多了起来，中国的糖尿病患者数量占到了全球的1/4，这个比例真的很让人担心。

一般来说，得了糖尿病后，部分患者8～10年后会出现肾脏损伤，再过数年，可发展至肾脏衰竭，整个过程大概要20年。

透析普及与肾病新药研发进展

十余年前，说到血液透析，大家只是偶尔听说有身边患有糖尿病肾病的朋友或同事做了透析。但现在，肾透析已变得很常见了。郝教授说，由此可见，糖尿病肾病给患者带来的负担越来越重。

更让人担心的是，很多糖尿病肾病患者还没等到透析，就因为各种原因去世了。“所以，我们现在对糖尿病肾病患者的治疗策略也做出了重大调整，不仅要保护好患者的肾脏，还要保护好他们的心脏、眼睛、血管等其他器官。”郝传明教授说。

虽然科学家已研究糖尿病肾病很多年了，但直到现在，对它的认识还很有限。目前的治疗还主要是危险因素的控制，即控制让病情变坏的因素和器官的保护。“我们必须得饮食、血糖、血压、血脂一起抓，早期就开始管，效果才好。”郝传明教授说。

在药物研发方面，我们又有了哪些新发现呢？

常见降糖药分类及药物

<table>
<tr><td rowspan="4">口服降糖药</td><td>磺脲类药物：格列齐特、格列美脲等</td><td>通过促进胰岛素分泌来降低血糖</td></tr>
<tr><td>格列奈类药物：瑞格列奈、那格列奈等</td><td>通过刺激胰岛β细胞分泌胰岛素来降血糖</td></tr>
<tr><td>双胍类药物：二甲双胍缓释片、二甲双胍肠溶片、二甲双胍注射液、吡格列酮二甲双胍片、二甲双胍格列齐特片等</td><td>通过抑制肝糖原异生、减少葡萄糖的来源、增强组织对葡萄糖的摄取和利用，以及增强胰岛素敏感性来发挥降糖作用</td></tr>
<tr><td>α-糖苷酶抑制剂：阿卡波糖、伏格列波糖等</td><td>通过抑制糖分吸收起到降糖作用</td></tr>
</table>

续表

口服降糖药	噻唑烷二酮类药物（胰岛素增敏剂）：吡格列酮、罗格列酮等	通过改善胰岛素抵抗，增加外周组织对胰岛素的敏感性，从而起到降低血糖的作用
	DPP-4抑制剂：西格列汀、沙格列汀、维格列汀等	通过抑制DPP-4来降血糖
	SGLT-2抑制剂：恩格列净、达格列净、卡格列净等	通过抑制葡萄糖在肾脏中重吸收，使葡萄糖从尿中排出从而降低血糖
注射类降糖药	胰岛素：包括动物胰岛素、人胰岛素和胰岛素类似物等多种剂型	直接补充体内胰岛素，促进血糖利用，从而降低血糖
	GLP-1受体激动剂：利拉鲁肽、度拉糖肽、洛塞那肽等	通过激活GLP-1受体，促进胰岛素分泌，抑制胰高血糖素分泌，同时延缓胃排空，增加饱腹感，从而达到降低血糖和减轻体重的目的

治疗糖尿病肾病的药物研发近年有了较大的发展。很多年以来，临床上只有ACEI（血管紧张素转换酶抑制剂）或ARB（血管紧张素受体拮抗剂）是保护心肾的主要药物，直到近几年糖尿病肾病的治疗有了明显进步。“以前，我们主要靠各种沙坦和普利类的药物来保护器官。不过，近五六年来，我们有了一系列新药，包括SGLT2抑制剂、非甾体盐皮质激素受体拮抗剂、GLP1受体激动剂等，从不同角度保护糖尿病肾脏患者的肾脏和心脏。”郝传明教授如是说。

SGLT2抑制剂原本作为降糖药来研发。SGLT2抑制剂的作用点在肾脏，美国FDA要求所有长期服用的药物都要评估心血管安全性。结果发现这类药物不仅能降糖，还能大大降低心血管事件的风险，同时还能保护肾脏。

目前市面上已有很多SGLT2抑制剂了，如达格列净、恩格列净、卡格列净等，很多国产药物也在研发中。随着医学研究的不断深入，还有一些新型降糖药正在研发或已经上市，如GKA（葡萄糖激酶激活剂）多格列艾汀等。这些药物通过不同的机制来降低血糖，为糖尿病患者提供了更多的治疗选择。

我国参与FIDELIO-DKD研究的启示

除此之外，还有一种叫非奈利酮的药，它是非甾体盐皮质激素受体的拮抗剂，也有很好的心血管保护作用，现在已经上市了。郝教授参与了非奈利酮的临床试验。非奈利酮的临床试验包括两个研究，一是观察肾脏保护效果，另一个是要看心血管保护效果，结果发现，非奈利酮对心肾都有很好的保护作用。

FIDELIO-DKD，是全球一个针对2型糖尿病相关慢性肾脏病患者的大型研究。我国也加入了这个研究，共有67个研究中心372位患者参与，该研究跟踪观察了30个月。结果发现，非奈利酮对我国患者的肾脏问题风险降低了41%，心血管问题风险也有所下降。

而且，我国患者的效果似乎更明显。分析发现，我国患者的蛋白尿情况比较严重，这可能是导致疗效显著的一个原因。另外，研究人员还考虑到，我国人可能吃盐比较多，而盐吃多了可能对肾脏不好。虽然只是推测，但是个值得研究的方向。

“虽然对我国患者获益更多仅为后续分析，有一定局限性，但对该类药物对我国患者的治疗和进一步研究都有很重要启示。”

现在，科学家们还在研究非奈利酮对其他类型肾脏病患者的效果，期待有更多好消息。“参与这样的全球大型临床研究，需要严格的试验设计、实施和跟踪，也离不开我国研究者和患者的努力。我国患者的数据，也能为全球医学研究做出贡献。”

郝传明教授还参与了众多临床试验，包括内皮素受体拮抗剂、达格列净及其他研究。他认为，过去，我国的研究者和患者虽然参与了研究，都得等待药物在FDA和欧盟批准后再批准。因此，在我国同步开展临床研究意义重大，药物几乎能与国际同步上市，避免了过去那种新药在国外上市多年才进入我国的情况。

“对于肾脏疾病患者来说，时间的延误有可能导致透析提前或心血管事件而引起死亡，因此，新药的及时上市对延缓疾病进展、改善患者生活质量至关重要。”郝传明教授说，我国研究者在试验方案设计的参与度也在不断提高，更多考虑我国人群在疾病、文化和医疗方面的特点。

未来，我国研究者将深度参与糖尿病药物临床研究设计、统计分析等环节，并自主发起糖尿病药物临床研究，让研究成果更贴近我国患者的实际需求。

指引糖尿病肾病新药研发新路径

对于专注糖尿病肾病治疗的药厂，郝教授给了几个很实用的建议，帮它们找到新药开发的新方向。

首先要研究疾病底层原因。现在虽然有了些治疗糖尿病肾病的药，比如SGLT2抑制剂、非奈利酮、GLP-1受体激动剂等，但真正能针对糖尿病肾病特别问题的药还不多。药厂应该多研究糖尿病肾病的底层原因，找出新的治疗领域，做出机制全新的药。就像找到控制疾病的“秘密开关”，让药更精准地起作用。

郝教授说，现在对糖尿病肾病的机制了解还不多，尤其在国内，研究进展相对较慢。在Ⅱ、Ⅲ期临床试验中，新治疗靶点并不多，但临床前研究却有很多潜在靶点。如何把这些潜在靶点变成真正的药物，还是个大难题。不过，我国的一些企业研发能力已经很强，正在慢慢追上国际大厂。

其次，老药新用发掘新的适应证。有时候，老药换个方式用，或者和其他药一起用，会有意想不到的效果。他建议说，药厂可以好好挖挖现有的药在糖尿病肾病治疗上发现新用途。

第三，治疗糖尿病肾病得全面考虑，控制各种风险因素，再用上几种关键药（像ACEI/ARB、SGLT-2抑制剂、非奈利酮、GLP1受体激动剂四个“柱子”）。药厂开发新药时，得考虑如何和现有的药搭配使用，让患者得到更全面的治疗，生活得更好。

第四，糖尿病肾病患者情况各不相同，有的早期，有的晚期，还有的并发其他病。药厂应针对不同患者群体开发新药，如专门为早期患者或心脏有问题的患者设计的药，这样治疗才能更贴心。

最后，药厂得多投入在基础研究和临床试验上，真正搞懂糖尿病肾病，探寻新的关键治疗靶点。他强调，糖尿病肾病这一领域，现在缺的就是专治该病的药。目前很多药糖尿病肾病有效，对非糖尿病肾病也有效。

要想找到根本的治疗方法，还是要加强基础研究。这是因为，早期药物发现要是没好苗子，临床专家也难施展。因此，得靠高校、药厂和政府，多支持基础创新和原始创新。此外，通过观察临床上的信息，反过来启发科学研究，这种“从实验室到病床，再从病床回到实验室”的循环也很重要。

郝教授说：“作为医生，我们的任务不仅仅是治疗，还要深入研究，发起有研究者发起的临床试验（IIT）。光靠临床经验可不够，现在科技发展很快，如生物标志物、大数据、单细胞技术这些，都帮我们更好地看清疾病的本质。研发新药，最重要的是要明白疾病的原因，药物是怎么起作用的，既要有基础科研的支持，也要有临床的经验，共同推进肾脏病的药物研究。”

肾脏科魅力与医学之路

最后，郝教授娓娓道来从医的职业发展之路，并分享了自己刻苦耐劳取得成就的经历。“之所以选择成为一名医生，是因为我出生在一个医生世家，父亲是一位儿科医生。而我最终决定专攻肾脏科，是因为肾脏科有独特的魅力。肾脏科涉及的生理和病理机制非常复杂且有趣。像心脏或肝脏这样的器官，主要由几种类型的细胞构成，但肾脏却包含了至少26种细胞，每种细胞都有独特的结构和功能。”

“这些细胞共同协作，维护着肾脏功能。其中的机制非常神奇，让人不禁想要深入探究。”郝教授说。正是这份对肾脏奥秘的好奇心，激发了他对肾脏科的兴趣。1990年，他荣获原上海医科大学临床肾病学博士学位，在他入学那一年，我国著名的肾脏病科专家、华山医院肾脏病科主任林善锬教授从国外学成归来，在林教授的影响和悉心指导下，郝传明坚定了自己从事肾脏科研究的决心，并很早接受了国际化专业培训。

随后，他前往美国Vanderbilt大学肾病科攻读博士后，并在该校担任助理教授。他从事基础研究多年，并获得基金支持。因此，他被誉为“科学临床学家”（Physician scientist）——既懂科学又懂临床的复合型人才。

郝教授在临床方面也有着丰富的经验。他不仅亲自看病人，还积极参与临床研究，这使得他在国际会议上沟通起来更顺畅。同时，他扎实的基础研究背景也让他对很多问题有深入认识，这对他的职业发展起到积极的推动作用。

此外，华山医院的林教授多年来一直关注糖尿病肾病。在这种氛围下，他也受到了良好的培训，对整个代谢性疾病、糖尿病肾病的管理和认识都达到了较高的水平。

实际上，华山医院在临床研究有着悠久历史。早期如汪复老师等抗生素研究领域的先驱，是我国临床研究领域的泰斗级人物。无论是在哪个科室，包括对罕见疑难杂症的研究，华山医院都在国际上享有很高的知名度。华山医院在临床试验方面的实力强大。“华山医院有几个宝贵的资源，包括伦理委员会委员、临床研究机构及研究者专家等。他们是华山医院在临床研究领域取得成就的重要支撑。”他笑着说。

郝教授深思如何激励年轻人长期致力于特定领域，并拓展其参与国内外研究的机遇，以促进其职业发展。他深知医生培训体系的重要性，尤其是在海外的学习经历让他对此体会颇深。他认为，上海及更广泛地区的医疗从业者应深入了解并贡献于这一体系。

在华山医院，郝教授推动了多种临床医生培训方式，并强调全面培训的同时，需在某一领域专精。他建议说，年轻人全面掌握医学知识是基础，但精通需要有所取舍。为此，医院建立了一系列专病研究项目，如膜性肾病、IgA肾病、糖肾专病等，这些项目不仅丰富了医生的实践经验，还加速了专业知识的积累，培养了更多人才。

他鼓励年轻人明确方向、刻苦钻研。他说，华山医院拥有丰富的临床研究资源，为年轻研究者提供了宝贵的实践机会，只要沉下心来深入钻研，定能发光发热。

李海燕教授：
心血管药物开发突破点何在

尽管肿瘤新药研发领域热闹非凡，但心血管疾病药物却显得相对沉寂。这一领域未来有哪些机遇？李海燕教授剖析了我国心血管疾病新药临床试验状况，并十分看好小核酸药物的应用前景。

撰文｜毛冬蕾

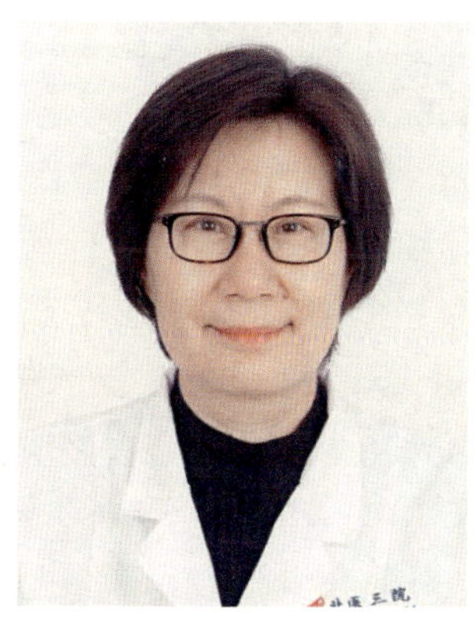

李海燕教授

心血管内科主任医师，北京大学第三医院药物临床试验机构主任

临床专业特长：对高血压病、冠心病、高脂血症及心力衰竭等心血管内科疾病的诊断和治疗及心血管内科危重急症抢救积累了丰富的临床经验。

临床研究经历：从事新药临床研究20余年，对新药及医疗器械临床试验的临床开发决策、试验设计、伦理审查、实施及质量控制有丰富的经验。作为主要研究者，重点方向为创新药早期研究及创新药心脏安全性评估。

参加ICH E6、E8、E14 和E17工作组，参加ICH E6和ICH E21全球工作组。

截至2024年，我国心血管疾病患病人数约为3.3亿，发病率呈稳步上升趋势。预计到2030年，心血管疾病发病率将从2021年的0.74%上升至0.97%。死亡率从2021年的0.39%上升至2024年的0.46%，并预计在未来几年内保持在0.44%左右。上述数字表明，心血管疾病是威胁公众健康的重要疾病之一。

《中国卫生健康统计年鉴2022》显示，城乡居民疾病死亡构成比中，心血管疾病占首位。2021年农村、城市心血管疾病分别占死因的48.98%和47.35%。农村居民的心血管病死亡率持续高于城市。例如，2021年农村心血管病死亡率为364.16/10万，城市为305.39/10万。

“这一数字背后，是庞大的医疗需求和社会负担。”北京大学第三医院药物临床试验机构主任李海燕教授说。面对如此严峻的心血管疾病形势，药物研发却显得相对滞后。近十年来，全球批准上市的心血管药物数量每年约为50个，李海燕教授认为，这一数字仍然难以满足临床需求。

心血管药物研发：现状与挑战

在心血管疾病药物临床试验方面，我国也面临着诸多挑战。根据ClinicalTrials网站的数据，截至2025年3月，心血管新药Ⅰ期临床试验全球数量为3918项，中国Ⅰ期临床试验数量为321项；Ⅱ期临床试验全球数量为7298项，中国试验数量为487

项；Ⅲ期临床试验全球数量为5585项，中国试验数量仅为597项。这些数据表明，我国在心血管疾病新药临床试验方面与全球相比有较大差距。李海燕教授认为，这主要与以下几个因素有关。

首先，新药研发必须带来比现有药物更明显临床优势，才能在市场上立足。在心血管疾病现有治疗基础上，例如降压药，新药必须展现出比临床已有药物更优，才能被视为“锦上添花”。然而，这并非易事。新药研发需要经过严格的临床试验证明其有效性和安全性，即使有了新的靶点和技术，也不一定能成功转化为临床可用的药物。

再者，心血管疾病的复杂性也增加了药物研发的难度。心血管疾病种类繁多，病因复杂，不同患者之间的病情差异也很大。这使得药物研发过程中需要考虑的因素更多，特别是关键性研究多以临床结局为研究终点，样本量大，研发周期更长，成本也更高。

小核酸药物：心血管疾病治疗新赛道

小核酸药物在心血管疾病治疗中也展现出了一定潜力。小核酸药物通过皮下注射的方式给药，利用其专门针对肝脏的递送特点，在肝脏中持续发挥作用，预期效果可维持半年左右。这种药物不仅能改善患者的治疗依从性，还能提供较为稳定的降压效果。

“对于高血压患者来说，每天都需要服药，甚至一天要吃好几种药。小核酸药物由于其特殊的作用机制，至少需要3个月，甚至半年才需要注射一次，大大提高了患者的依从性。”李海燕教授说。

小核酸药物独特的作用机制和良好的安全性使其成为心血管疾病一个新的研究方向。国外包括Alnylam、Arrowhead、诺华，国内包括恒瑞医药、石药集团等头部企业和生物技术公司如圣诺制药、舶望制药等纷纷布局。

在谈到小核酸药物的研发策略时，李海燕教授强调了Ⅰ期和Ⅱ期临床试验融合设计的重要性。她表示，通过前期的靶点参照、临床前的量效关系研究以及对照药的比较，可以较为准确地估算临床可能的治疗剂量，从而精简试验组别，确定预期的治疗剂量。

“这种融合设计不仅可以节省时间，还可以提高研发效率。”李海燕教授说，“在安全性有较好把握的情况下，我们可以缩短观察期，快速推进到下一个剂量组。”目前已有越来越多的国内小核酸药物研发企业采用融合设计。

尽管目前大部分小核酸药物都是肝靶向的，李海燕教授表示，肝外靶向如肺、中枢甚至心脏等都成为小核酸药物开发潜在靶器官。

基于模型的试验设计提高研发效率

为了提高临床试验的成功率，模型引导的药物研发（Model-Informed Drug Development, MiDD）是一种通过采用建模与模拟技术对生理学、药理学以及疾病过程等信息进行整合和定量研究的方法，从而指导新药研发和决策。这种技术既能优化早期临床研究设计，在晚期临床中发挥评估获益风险比的作用；还能提高新药审评的效率和准确性。

李海燕教授及其团队已将模型引导的药物研发技术运用于创新药早期临床试验中。通过这一技术，他们能找到合适的给药方案，为确认性研究提供依据，从而提高了总体研发效率。

临床试验离不开研究者与受试者

此外，心血管临床试验的成功离不开研究者和受试者的密切合作。由于受试者参加心血管临床试验时间长，有时长达几年之久，因此受试者良好的依从性也是研究者们最为看重的因素之一。

在李海燕教授看来，临床试验是研究者和受试者充分信任、密切配合的过程。有不少受试者还成为了研究者的好朋友。

作为心血管内科主任医师及药物临床试验机构主任，李海燕教授长期以来对临床试验怀有深厚的感情。她自2006年起担任北医三院药物临床试验机构主任，至今已从事新药临床研究二十余载。她深知临床试验对于新药研发的重要性，也明白每一次试验都承载着患者的期望。因此，她坚持“以患者为中心”，推动高质量的临床试验开展。

“我希望随着新技术和法规的不断完善，临床试验能更科学、高效、安全。未来会有更多新药问世，为心血管患者提供更多选择。”李海燕教授说。

李小英教授：
降糖药临床试验需融入我国医疗实践

李小英教授介绍了糖尿病药物治疗的进展、新型降糖药的研发、临床试验的重要性和中国在这一领域的影响力。同时，也看到了他在临床试验设计上的独到见解，以及在保护受试者权益的立场。

撰文｜毛冬蕾

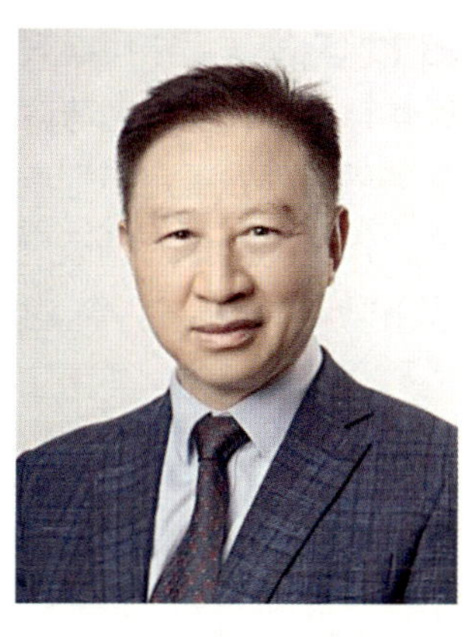

李小英教授

复旦大学附属中山医院内分泌科专家，医学博士，博士生导师

毕业于衡阳医学院，第三军医大学硕士，上海第二医科大学博士，并在美国和加拿大等地进行博士后研究。

擅长糖尿病、甲状腺疾病、肾上腺疾病及性发育异常等疾病的诊治，专注于代谢性疾病发病机制与临床干预研究，发表多篇国际期刊论文和相关专著，担任中华医学会糖尿病学分会常委及副主任委员等学术职务。

糖尿病这一全球性的慢性疾病，正以其高发病率和严重的并发症威胁着人类健康。在中国，糖尿病的患病率高达12.8%，意味着每9个成人中就有1位是糖尿病患者。面对这一严峻的健康挑战，复旦大学附属中山医院内分泌科主任李小英教授正带领团队在糖尿病的防控与治疗领域进行了探索。

糖尿病不仅仅是一种血糖升高的疾病，其并发症的广泛性和严重性更是令人担忧。大脑血管、眼睛、心脏、肾脏、皮肤、足部等多个器官都可能受到波及，严重影响患者的生活质量。据统计，糖尿病患者的平均寿命可能缩短6至7年。

作为上海市优秀学科带头人，李小英教授深知糖尿病防控的重要性。他指出，我国作为糖尿病大国，患者基数和患病率均居全球前列，防控形势异常严峻。世界卫生组织已将糖尿病列为重点研究疾病，并设立了世界糖尿病日，以提高全球对糖尿病危害的认识。

临床用药：从单一到联合

在糖尿病治疗上，药物无疑是关键。自1921年胰岛素被发现以来，糖尿病药物的研究与开发取得了长足进步。如今，临床上已有10大类的降糖药物，涵盖了不同的作用机制、靶点和给药途径。

李小英教授介绍，这些药物各有千秋，但选择时需要综合考虑患者的具体情况。随着对糖尿病认识的深入，药物研发的门槛也在不断提高。一个良好的糖尿病药物不仅要具备强效的降糖作用，还必须展现出良好的安全性。这意味着药物不应引发严重的低血糖反应，也不应对心血管等方面产生毒副作用。更进一步的要求是，药物应能改善糖尿病患者的并发症预后，降低心血管风险。

临床试验：确保受试者权益与安全

新药的问世并非一蹴而就，需要经过严格的临床试验验证其安全性和有效性。李小英教授指出，临床试验中注册类试验占比较大，且新型药物多为注射制剂，如一周或两周注射一次。我国的临床试验法规健全，对患者的保护要求严格，确保受试者的权益和健康始终被放在首位。

中国加入ICH后，临床试验水平与国际接轨，吸引了众多国外大公司在中国进行注册临床试验。这得益于中国庞大的患者基数、快速的入组速度、较短的周期和高质量的完成研究。

在临床试验的设计上，他认为要结合中国医疗实践进行考虑。以GLP-1类药物及双受体激动剂为例，其在全球减重适应症研究中通常采用的体重标准是BMI 30以上或BMI 27以上加上一项合并症。然而，中国人的肥胖诊断标准与西方人不同，采用的是BMI 28为肥胖，24至28之间为超重。因此，在中国进行临床试验时，需要选择适合中国人群的肥胖标准。

李小英教授团队曾参与礼来双受体激动剂替尔

泊肽的临床研究，并在相关部门关于减重药物技术指导意见的讨论中提出了中国临床实践标准。随后，他们在中国进行的替尔泊肽注册临床研究中采用了中国的标准，并得到了相关部门的认可。该研究成果在《美国医学会杂志》（*JAMA*）发表，彰显了中国在临床研究方面的国际影响力。

在临床试验的患者入组方面，李小英教授表示，不同药物的研究目的和适应症可能不同，因此受试者的来源要求也会有所不同。例如，针对减重的适应症，由于超重以及肥胖的患者基数大，且较容易满足入组条件，因此入组速度可能相对较快，患者依从性和效果也较为明显。

然而，糖尿病临床研究则因受试者不同而难易程度各异。李小英教授说，无论何种情况，受试者的权益和健康保护始终是被放在首位的，这是任何临床试验，尤其是新药临床试验必须坚守的原则。

未来趋势：联合、长效与综合管理

展望未来，李小英教授认为糖尿病新药的研发将呈现多元化、长效化和综合管理的趋势。随着对糖尿病认识的深入和科技的进步，越来越多具有新靶点、新作用机制的药物将涌现出来，为糖尿病患者提供更多选择。

同时，药物的便捷性和患者的依从性也将成为未来新药研发的重要考量因素。他认为，糖尿病作为慢性病，需要长期甚至终身用药。因此，开发更长效的药物制剂，如将一周一次的药物改为两周或四周一次，将大大提高患者的便捷性和依从性。

此外，新药在降糖之外，还应能更显著地降低并发症风险。这种风险降低不仅在统计学上显著，而且在临床上也能直观感受到。他表示，糖尿病的多种并发症目前尚缺乏有效的治疗手段，因此新药研发应关注这些并发症的治疗，提供更多的药物选择和适应症覆盖。

最后，糖尿病的管理并非仅依靠药物就能解决。综合管理，包括运动、营养、长期依从性和患者教育等方面，同样重要。李小英教授说："在新药研发的同时，我们也应关注这些非药物治疗手段的优化和整合，为糖尿病患者提供全方位的管理方案。"

复旦中山医院的临床试验收获

复旦大学附属中山医院内分泌科在临床研究方面取得了成果，并形成了以脂肪肝、肥胖和糖尿病为主要研究方向的特色。该科室设有脂肪肝专病门诊、减重专病门诊等，并拥有医院的亚专科和复旦大学的诊疗中心，专注于肥胖和脂肪肝的治疗。

近年来，该科室进行了大量的临床研究，特别是在糖尿病及其并发症方面。例如，他们近期在《英国医学杂志》（*The BMJ*）上发表了一项关于糖尿病缓解的研究，探讨了糖尿病是否可以逆转的问题。该研究通过严格的饮食控制和手术干预等方法，为糖尿病逆转提供了有力证据。然而，李小英教授也指出，一般药物难以实现明显的糖尿病逆转效果，这仍是未来新药研发的重要方向。

作为一位资深的内分泌科医生和博士生导师，李教授对年轻医生寄予厚望。他建议年轻医生要围绕“健康中国”大目标，重视临床研究，并从注册临床研究开始锻炼自己的研究能力。

他最后总结说：“未来内分泌领域将充满更多机遇和挑战。年轻医生应不断学习提高，具备吃苦耐劳的精神。只有这样，才能在临床研究和医疗实践中取得收获。”

李玉凤教授：
深耕降糖药临床试验

在GCP领域，李玉凤教授虽然自谦为一名“新兵”，却已有北京市平谷区医院内分泌科主任及药物临床试验机构办公室主任的双重身份，在该领域内崭露头角。尽管平谷区医院的临床试验工作起步稍晚，但在她所专注的糖尿病代谢性疾病研究领域，已取得了一定成就。

撰文｜毛冬蕾

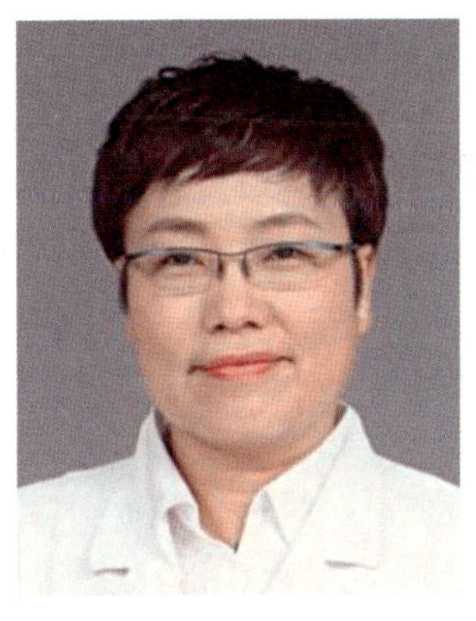

李玉凤教授

医学博士，二级主任医师，首都医科大学教授，博士生导师

北京市平谷区医院内分泌科主任，国家药物临床试验机构办公室主任

中国老年保健协会基层卫生管理工作委员会主任委员；中国医药教育协会临床研究专委会副主任委员；中华医学会糖尿病学分会流行病学组委员

李玉凤教授的研究方向主要集中在内分泌代谢领域，特别是糖尿病、流行病学和社区慢病和健康管理。谈到新药研发，她认为，当前，国家在药物研发领域的支持力度不断加大，并始终坚持以患者

为中心的原则。鉴于中国面临的肥胖、代谢性疾病和糖尿病等严峻健康挑战，国内企业正积极投身于相关药物研发中，十分具有活力。

新药研发多靶点、综合作用

她进一步解释：“现在，药物研发不仅要求有良好的降糖效果，还需要关注肥胖、脂肪肝等其他病症。例如，某些药物在减重、治疗脂肪肝的同时，还能对心血管产生保护作用，甚至对心肾等器官也有益处。这种多靶点、综合作用的药物研发策略，正是基于糖代谢对全身疾病影响的深刻理解。”

李教授团队曾参与诺和诺德的FLOW研究，该研究针对慢性肾脏病这一中国疾病负担沉重的领域，研究纳入了来自28个国家、418个研究中心的3534名患有2型糖尿病和慢性肾病的患者。通过对比每周一次1.0mg司美格鲁肽与安慰剂治疗的效果，证实司美格鲁肽具有肾脏获益，司美格鲁肽能降低患者的肾脏疾病进展风险达24%，并减少心血管死亡风险及全因死亡。她表示：“这一研究进一步证明了，糖尿病及其相关代谢性疾病的治疗已不再局限于单一的降糖目标，而是更加注重对患者整体健康状况的改善和靶器官的保护。”

探索联合用药与肥胖治疗

探索针对糖尿病不同并发症的联合用药方案成

为这一领域新的热点。李教授介绍说："在研发过程中，研究人员发现某些药物在糖尿病患者中不仅具有良好的降糖效果，还能有效减重。这一发现促使我们进一步深入研究，发现通过调整药物剂量，药物在肥胖人群中同样表现出减重效果。"

肥胖作为多种代谢性疾病的"万恶之源"，与糖尿病、脂肪肝、肾病等多种疾病紧密相关。李教授认为，肥胖会导致胰岛素抵抗、引发炎症反应，并分泌多种炎症因子，进而对肝脏和肾脏造成损伤，促进肝脏纤维化进程。因此，针对肥胖及其相关并发症的药物研发成为当前热点。

然而，随着越来越多的企业涌入这一领域，竞争也日益激烈。李教授认为，为了确保药物研发的成功，特别是中国这样注重1类创新药的环境中，基础科研和转化医学非常重要。研究人员需要严谨地设计试验方案，确保药物的有效性和安全性得到充分验证。

临床试验设计中的关键要素

在药物临床试验设计中，终点指标的选择和操作流程的设计都是至关重要的环节。李教授表示："终点指标的选择不仅关乎试验的有效性，还直接影响到药物未来的临床应用。从早期的二甲双胍、格列类等药物到如今的GLP-1抑制剂，虽然临床终点指标并未发生显著变化，但次要终点指标却日益丰富。"

在设计临床试验时，还必须充分考虑方案操作流程的每一个细节，从入选到排除标准，到受试者日记记录的内容和频率设计，都可能影响研究结果的质量和试验数据的收集。例如，在剂量爬坡阶段，若设计不当，可能导致剂量选择错误，进而影响试验结果的准确性。因此，研究者需要严格遵循设计方案，确保每一个步骤都准确无误地执行。

对于1类创新药物研究，更需注重受试者的安全性，方案设计的科学性，操作流程的严谨性，保证研究的质量。李教授指出："临床试验的设计是确保药物安全性和有效性的关键。从前期研究到临床试验的每一个环节，都必须严谨、细致，确保数据真实可靠。同时，对于操作环节的设计，也需在遵循国家注册要求的前提下，尽可能细致、完善，从随机分配到各个流程的执行，都需要严格把控。"

对于某些创新药物，如心血管或代谢相关药物和具有肾保护作用的药物，其临床价值不言而喻。然而，在药物的化学结构进行微调后，如添加基团或改变环状结构，研发人员需要谨慎评估这些改变是否会影响药物的原有性质，特别是其安全性。她认为："目前，这类药物的安全性关注点主要集中在肠道不良反应上。随着使用人数的增加，我们还需密切关注其他潜在的不良反应。"

以患者为中心的临床试验设计

在临床试验的设计和执行过程中，以患者为中心的理念至关重要。李教授表示："我们不仅要严格遵守伦理原则，确保受试者的安全，还应该尊重患者、多做换位思考，体会并理解他们的感受，让他们感受到参与临床试验不仅是对自己疾病的管理，更是一个团队在为他们提供专业的照顾，这个团队包括研究护士、CRC（临床研究协调员）、研究医生等。"同时，从随访的交流、查体等每一个细节让受试者体会到被尊重，体会到他们参与临床试验的崇高价值，提升他们的依从性。

她说，在整个设计过程中，研究人员应始终围绕如何方便患者来展开。例如，在设计受试者的日记卡时，应充分考虑到他们的实际需求，使设计更加人性化，要考虑方便他们阅读和填写。同时，在不影响药物数据科学性的前提下，应尽量减少监测血糖等检测的次数，以减轻患者的负担。

李教授还提到了受试者知情同意的重要性："患者需要认真听取医生的解释和建议，仔细思考并做出明智的决定。同时，医生也应该向他们详细解释试验的各个环节和可能遇到的风险，以确保他们充分了解并自愿参与试验。"

坚守临床试验的严谨性

当前临床需求众多，新药研发为患者带来了治疗的效果。对于企业来说，快速推动药物研究并获批上市是其动力之一。然而，在追求速度的同时，必须坚守临床试验的严谨性。李教授说："时间虽宝贵，但绝不能以牺牲受试者的安全和研究的质量为代价。从试验设计到实施，每一个环节都需严格把控，确保参加者的权益和安全得到充分保障。”

此外，在药物研发领域，寻求差异化成为企业脱颖而出的关键。虽然当前某些靶点非常热门，竞争激烈，但作为企业，要想在这个领域取得成功，必须避免盲目跟风，针对靶点的研究必须深入、踏实，不能仅停留在表面。例如，现在有些降糖药物研究正探索在脂肪肝、减重等方面的应用，这就需要我们更加注重研究的质量及保护受试者的安全性。

内分泌科临床试验成绩斐然

早在2014年，李玉凤教授所在的医院就积极递交了药物临床试验机构的认证申请，并历经数年的严格审核流程。

回忆起那段时期，她感慨道：“当时医院及其四个专业科室——内分泌科、心血管科、呼吸科和骨科，都参与了认证。我们递交了申请，并在后续的备案过程中，随着备案制的迅速实施，于2017年5月15日正式取得了认证证书。现场检查是在当年的3月13日至14日进行，专家们对我们的准备工作给予了高度评价。”

然而，遗憾的是，在2019年国家全面实施临床研究机构备案制度时，由于骨科专业在试验数量上未能达到至少开展三个的要求，因此未能成功完成备案。对此，她说："虽然有些遗憾，但这也是我们未来需要努力的方向。"

目前，医院在临床试验方面主要聚焦于三个专业领域，其中药物类试验占据了较大比例，器械类试验相对较少。李玉凤教授说："我们在临床试验领域尚属'新兵'，我们将秉持初心，不断学习和进步，努力提升自身的专业能力和水平。"

作为内分泌专业的资深医生，她同时兼任机构办公室主任一职。在医院申请药物临床试验机构认证的过程中，她不仅是首批参与并递交材料的人员之一，更是全程参与了认证工作的筹备与协调。她表示："机构办公室虽然作为独立部门存在，但作为办公室主任，我始终怀着为大家服务的初心，肩负着协调各方资源、确保认证工作顺利进行的重要使命。"

目前，她所在内分泌科团队建立了一个包含4000名平谷地区自然人群的代谢性疾病队列，该队列已在国内外发表论文35篇，涉及糖尿病及其前期、高血压、血脂异常、脂肪肝、肥胖等代谢性疾病的流行病学、代谢性疾病相关的危险因素分析、肠道菌群、遗传学等多个层面的研究成果，这个队列的研究成果，基本摸清了平谷地区慢病患者的情况及特征，还从多角度、多维揭示了代谢性疾病的相关因素，得到了国内外同行的高度赞誉。

在科研领域，李教授主持和参加各类研究199

项，其中GCP项目119项（国际多中心22项，国家1类创新67项），主持北京市自然科学基金2项，首都发展基金2项；国际合作研究2项，发表国内外论文104篇，其中国外SCI论文62篇，包括*Nature Aging*、*JCEM*、*NEJM*。在教学领域，她负责指导全科医学专业的博士研究生，他们的研究聚焦于内分泌代谢领域及社区健康管理。

在教学和科研的双重支撑下，在临床试验方面，她所在的内分泌科在2022年取得了重大成就。根据中国医院协会发布的统计数据，该科室在临床试验承接数量上位列全国并列第九，北京市第一。

她表示："这一成绩的取得，主要得益于我们开展的大量内分泌药物临床试验，特别是针对糖尿病和减重（尤其是肥胖）领域的深入探索。我们积极参与国际药物的注册临床试验，如司美格鲁肽和替尔泊肽的降糖药适应症试验，同时参与了数十个国家1类创新药注册临床试验。"

打造研究型医院与基层合作

虽然李玉凤教授所在的医院目前还不是研究型医院，但他们正朝着这个方向努力。她表示："在绩效分配上，我们希望医院能够出台更加鼓励性的政策，比如在绩效分配上给予临床试验工作更多的权重。"

针对糖尿病等慢性代谢性疾病的防控工作，李教授认为基层医疗至关重要。她表示："我们医院作为区域医疗中心，可以发挥承上启下的作用。我们计划将医院打造成为以慢病为主的研究型医院，特别是针对内分泌领域的慢病进行深入研究。"

李教授还提到了与基层医疗机构的合作："我们在临床试验方面取得了一些小成绩主要得益于对基层慢病的深入了解。很多慢病患者在基层医疗机构就诊，他们的病情相对较轻，但数量庞大。因此，在慢病临床试验方面，我们有着独特的优势。"

在专访的最后，李教授表示："慢病新药的研发需要研究者、基层医生、患者和政策制定者通力合作。相信通过不断努力，我们在推动基层慢病管理的规范化的同时，为国家慢病防治的新药研发贡献力量。"

马建华教授：人性洞察与健康梦想

药物研发的进程，实则是对人性深刻洞察与对健康生活不懈追求的双重体现，这便是我们常说的未满足的临床需求。

撰文 | 毛冬蕾

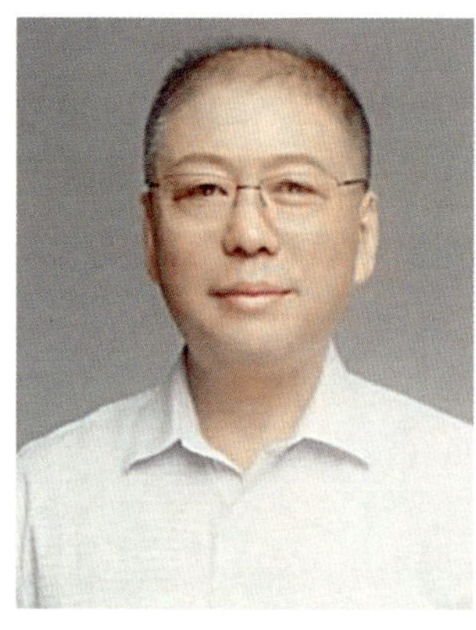

马建华教授

二级主任医师，南京医科大学教授，博士生导师

南京医科大学附属南京医院（南京市第一医院）内分泌科主任，南京市糖尿病防治中心主任

中国初级卫生保健基金会内分泌专委会主委；中华医学会糖尿病学分会常委；中国医师协会内分泌代谢科医师分会委员

近日，我们有幸对南京市第一医院内分泌科的马建华教授进行了专访。他侃侃而谈，深入浅出地讲述了糖尿病的产生背景与发展历程，为我们揭示了这一疾病背后的深刻社会与生物学根源。马教授认为，人类经历了大约二十万年的漫长进化，其生理结构与日常活动达到了高度契合，形态也趋于稳定，生存与繁衍成为人类的核心诉求。到了工业革

命之后，人类的生活方式发生了翻天覆地的变化。时至今日，能量的获取变得前所未有的便捷，这在一定程度上暴露了人类的本性——在进化过程中，为了生存，保存能量成为关键，这种惰性倾向深深刻在我们的基因之中。而科技进步极大地便利了人类生活，却也减少了体力活动的需求。与此同时，人们对高热量食物的本能偏好与缺乏运动共同作用，导致了能量摄入与消耗的严重失衡。现代人倾向于追求口感丰富、高油、高脂、高糖、高蛋白的食品，这些食物虽能带来短暂的感官享受，却为长期的健康埋下了隐患。这一系列复杂因素的交织，最终引发了糖尿病及一系列相关代谢性疾病的全球高发态势，且多年来发病率持续攀升，已成为不容忽视的公共卫生难题。

“此外，人类还有另一种根植于天性中的情感——恐惧，它亦可被理解为一种敬畏之心。”他继续说道：“这份敬畏不仅限于自然界，更延伸至社会规则、法律框架，以及科学领域的诸多定律，尤其是医学研究的各项成果。这些准则时刻提醒我们：迈开腿，管住嘴，我们的饮食应有度，身体需运动。然而，遵循这些原则绝非易事，因为它们往往与人的即时欲望背道而驰。

“于是，人们转而寻求药物的援助，这背后折射出人对轻松与便捷的渴望。我们梦想在无需太多努力的前提下，既能享受美食的欢愉，又能守护健康。正是这种鱼与熊掌兼得的诉求，推动了药物研发的新浪潮，即探索那些能满足人们‘快乐与健康并重’愿望的创新疗法。”

降糖药应秉持标本兼治

马教授概述了当前降糖减重领域内新药临床试验的发展态势。谈及主流降糖药，如GLP-1受体激动剂与SGLT-2抑制剂，不仅对于已确诊糖尿病的患者疗效显著，即便对于那些尚未出现心脏病或肾脏病并发症的患者而言，长期应用亦能对其心脏、心血管系统及肾脏产生积极的保护作用。

以GLP-1受体激动剂为例，尽管人们普遍认识到其能抑制食欲、减少食物摄入量，但这一效应在整体治疗效果中的具体贡献度却难以精确量化。同时，该类药物对β细胞功能的提升、胰岛素抵抗的缓解等其他作用机制也已得到证实，从能量管理的角度来看，这些机制的重要性同样不容小觑。

为了更精准地评估这些不同机制在糖尿病治疗中的作用与贡献，他提议应开展更为深入细致的研究。例如，通过对比使用GLP-1受体激动剂的患者与未使用药物但能量摄入保持相同水平的人群，来观察并评估前者是否能够获得额外的健康益处。这样的研究设计将有助于更全面地理解糖尿病药物的复杂作用机制，并为临床用药提供更为科学的依据。

他还谈到了SGLT-2抑制剂在糖尿病治疗中的重要性，这类创新药物通过促进尿液中葡萄糖的排泄，有效降低血糖水平，助力体重管理。除了其直接作用外，SGLT-2抑制剂还展现出诸如减轻炎症反应、降低氧化应激等多重额外益处，进一步丰富了其治疗潜能。

“在应对代谢性疾病时，应秉持标本兼治的原则：既要着眼于‘治标’，即缓解疾病症状、提升患者生活质量，如控制血糖；更要深入‘治本’，因此，在临床实践中，需全面考量患者的个体情况，综合运用多种治疗方法，以期达到最优化的治疗效果。”

他表示，要全面了解每一种药物在人体内发挥的具体作用及其贡献度，无疑是一项极为复杂且艰巨的研究任务。然而，这并不意味着研究者无法对药物进行有效评估。“只要药物在临床上能够证明其有效性，无论其作用机制是否完全清晰，都具有一定价值，并值得进一步探索。”马建华说。

尽管单一的大型研究无法一蹴而就地解决所有问题，但通过持续开展深入细致的研究工作，我们可以逐步揭开药物作用机制的神秘面纱，一点一滴地逼近真相。“随着研究数据的不断积累，人类对于各种药物作用机制、药物之间的相互作用及不同患者群体的反应特点，都将获得更全面的理解，这将为临床用药提供更科学的依据。”他说。

试验设计注重临床终点

马教授还介绍了临床试验设计在糖尿病药物研发中的演变。过往的试验设计往往聚焦于代谢指标，如降血糖效果，作为评估药物疗效的主要终点。然而，随着医学理念的进步，如今的试验设计更加注重临床终点，这些终点不仅限于传统的硬性指标，还涵盖了心衰再发作、心梗再发作等虽相对“软性”但至关重要的临床事件。这一转变深刻体现了我们对糖尿病治疗目标的重新定位，即从单一的血糖控制拓展至全面提升患者的整体健康状况和长期预后。

即便研究无法一次性解决所有问题，只要能够针对某个具体问题提出解决方案，并验证其对患者具有实际益处，那么这项研究就具有其独特的价值。对于临床医生而言，药物能够解决哪怕是一个次要终点，也是治疗进步的重要标志。这些次要终点的不断积累，最终将构建起更加全面、坚实的临床证据体系，为药物的长期疗效和安全性提供有力支撑。

在降糖减重药物临床研究领域，由于研究规模庞大、涉及患者众多，且需进行长期随访以全面评估药物的安全性与有效性，因此研究者和申办方要保持谨慎。需通过一系列严格设计的临床试验，来验证药物的疗效和安全性。这包括短期的降糖、降压效果和长期的心血管保护、寿命延长等多重益处。

DREAM研究体现对患者实际获益

马教授所在的南京市第一医院内分泌科，曾参与了华领医药自主研发的全球首创、国家1类新药多格列艾汀（dorzagliatin）从Ⅰ期至Ⅲ期的临床试验。这款药物作为葡萄糖激酶（GK）激活剂，改善了成人2型糖尿病患者的血糖控制。

南京大学医学院附属鼓楼医院内分泌代谢病医学中心主任朱大龙教授作为牵头研究者（leading PI），完成了多格列艾汀从Ⅰ期、Ⅱ期到Ⅲ期临床试验的全过程。中日友好医院内分泌科主任医师杨文英教授则是多格列艾汀Ⅲ期临床试验的主要研究者。

尽管南京市第一医院并非牵头单位，但马教授作为临床一线的中心PI，深感责任重大。他与全国各研究中心紧密合作，将这一创新药物通过严谨的临床试验推向市场。他说，虽然分中心的PI与Leading PI在职责上有所区分，但没有分中心的参与，研究将难以顺利进行。

他回忆说，该院无论面对多少名受试者的入组任务，都坚守项目规范和药物临床试验质量管理规范（GCP）要求，确保研究的科学性和真实性。他特别强调对受试者的全面保护，一旦受试者出现任何不适或异常，他会迅速组织中心的专家及时处理。例如，当受试者出现腹痛等可能与药物相关或无关的症状时，他会邀请普外科、影像科等多学科专家讨论，以确保受试者的安全和研究的顺利进行。

在Ⅲ期临床研究期间，马教授还将他多年的宝贵经验倾囊相授给来自全国各医院的研究同仁。

他前往偏远地区连续举办讲座，不遗余力地“传经送宝”。马教授深信，唯有全面提升全国各医院的临床试验能力，才能真正加速新药的临床开发进程。

随着多格列艾汀在2022年9月获得国家药监局批准上市，并在2024年1月被正式纳入国家医保目录，越来越多的糖尿病患者得以受益于这款创新药物。然而，在实际应用中，一些患者向马教授提出了疑虑：当病情出现好转时，是否可以尝试停药？

为回应患者的关切，并探索多格列艾汀的长期疗效与安全性，马教授携手华领医药启动了一项名为DREAM的非药物干预观察性临床研究。该研究聚焦于那些在SEED研究（多格列艾汀单药治疗Ⅲ期注册临床研究）中血糖达标的69例患者，希望能探究他们在停用多格列艾汀后，仅凭生活方式干预能否维持血糖在正常或接近正常水平，从而进一步评估多格列艾汀在糖尿病缓解方面的潜力。

根据DREAM研究血糖缓解时间生存分析结果显示，在停药52周后，患者糖尿病缓解率达到65.2%（95% CI：52%，75.6%）；如果基于美国糖尿病协会（ADA）组织《共识报告：有关2型糖尿病缓解的定义和解释》计算，即HbA1c<6.5%，则实现了12周缓解率52%（95% CI：31.2%，69.2%）。这一发现体现了马教授以患者为中心的研究理念，他关注的不仅是药物的市场推广，更是患者的实际治疗效果。

保护受试者安全是首要任务

对于患者而言，参与临床试验往往意味着能够接触到前沿的治疗方法，为康复之路增添一抹希望之光。谈及受试者保护，马教授说，必须清醒地认识到，任何药物对个体而言都可能潜藏风险。因此，无论是已上市药物还是研发中的新药，持续收集临床数据、全面评估安全性与有效性，都是不可或缺的一环。

对于受试者而言，对风险的担忧是人之常情，关键在于如何以谨慎的态度去面对。谨慎意味着与医生建立紧密的沟通渠道，及时分享任何不适感受。

在临床治疗过程中，医生依据专业知识、诊疗指南及法律法规为患者提供治疗，但风险仍如影随形。而在临床研究的进程中，医生既是治疗者，又是研究者。在此过程中，受试者与医生的互动频率将远超日常临床诊疗，这种合作将提升受试者的信任与安全感。这要求医生不仅需具备更高的专业素养，更要将患者的利益放在首位，悉心呵护。

马教授指出，药物的上市并非研究的终点，而是新旅程的起点。许多药物即便在上市后备受推崇，随着使用范围的扩大，其风险也可能逐渐显现，导致药物要重新评估甚至被替代。“这恰恰体现了风险与获益之间那微妙的平衡，没有绝对的安全，也没有绝对的风险。”他说。

临床医生要努力培养科研思维

回首过往，马教授的医学之路充满了机遇与抉择。年少时的他，对未来并没有明确的规划。14岁时，一天午后，打完篮球回家的他，在填报高考志愿时，顺应家人期望，踏上学医之路，来到南京市第一医院。专科方向亦遵循相似机缘：该院前任内分泌科主任的一句“你做内分泌吧”，让他再次被指引，从此深耕于内分泌领域。

最初担任科主任时，马教授尚显青涩，只是按部就班地完成医院分配的任务，还缺乏长远的战略眼光。随着不断学习交流和积累，他对内分泌和糖尿病的理解越来越深，开始主动思考科室的未来发展方向。他感慨道：“我的医学之路，虽然多是被动选择，但正是这份接受与适应，让我学会了如何在现有条件下做到最好。对于医院和科室而言，解决病人实际问题、脚踏实地、不眼高手低，才是关键。”

马教授对年轻医生寄予厚望，他认为，作为临床医生，不仅要掌握扎实的医学知识，更要培养临床研究的思维方式。

这种思维方式不应仅局限于传统的GCP注册研究，而应融入日常的临床实践中，鼓励开展更多研究者发起的研究（IIT）。通过将GCP注册研究与IIT相结合，更有效地解决临床实际问题。为此，他呼吁国家在政策层面促进GCP注册研究与IIT之间的融合。

因此，马教授鼓励年轻医生积极参与临床研究，培养科研思维。仅凭传统经验治疗疾病远远不够，医生需要学会比较患者治疗前后的变化、不同治疗方法的效果、不同患者群体的特征差异。通过比较，不断发现更优的治疗方案。在好的研究设计方案下，通过学习、跟随和执行，不断解决问题、积累经验。这是一个持续学习的过程，也是年轻医生成长为优秀临床医生的必经之路。

在创新药的临床开发历程中，从监管部门到产业界，再到CRO（合同研究组织）、CRC（临床研究协调员）和机构管理部门等各个环节，当前创新药生态环境有了显著提升。

“我们已构建起更完善的创新药研发体系，实施了更严格的监管措施，为创新药的临床开发和研究工作创造了更加优越的环境和条件。”马教授对此深感欣慰，并期待未来能有更多的创新药问世，造福患者。

马为教授：
药物器械临床试验齐头并进

马为教授的学术探索与临床实践跨越了心血管治疗的多个领域。他讲解了高血压、高血脂及糖代谢异常等心血管风险因素，揭示了这些疾病与内分泌系统、肾脏之间的复杂相互作用。

在传统医疗模式下，代谢等相互关联的疾病往往由不同专科各自为战，但马为教授认识到心血管代谢问题的整体性与跨学科特性。因此，他积极推动心内科与内分泌科、肾脏科等多学科之间的合作，为患者提供更全面、精准的治疗方案。

撰文｜毛冬蕾

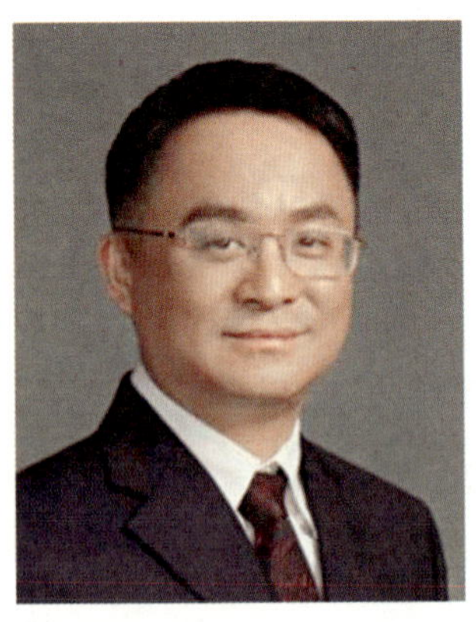

马为教授

北京大学第一医院心血管内科主任医师，心内科副主任，超声心动图室负责人

主要从事结构性心脏病介入治疗、高血压、肺动脉高压、心肌病、超声心动图的研究

现为中华医学会心血管病分会结构性心脏病学组委员；中国研究型医院学会高血压专业委员会副主任委员；亚洲心脏瓣膜学会中国分会介入治疗技术委员会常委

在心血管代谢领域，马为教授对高血压与高血脂的防控与治疗给予了高度重视。这两种疾病作为心血管健康的隐形杀手，不仅发病率高——高血压在成人中的患病率已接近1/3，老年人群体更是高达半数；高血脂的成人检出率也颇为惊人——而且它们对心脏、肾脏、脑血管等全身重要器官造成的损害不容忽视。其次，心血管代谢性疾病患者面临多重危险因素，特别是高血压、高血脂以及在我国人群中普遍存在的高同型半胱氨酸血症，将加重我国人民心血管疾病特别是卒中风险。因此，马教授说，必须加大对高血压和高血脂治疗的关注，以科学方法减轻疾病影响，提升患者的生活质量与长期预后。

面对高血压药物治疗的创新瓶颈，马教授团队积极探索。他认为，首先，应进一步加强高血压药物研发。他建议积极研发单片固定复方制剂，将多种治疗药物整合至单一片剂中。这不仅能简化患者的服药流程，提高患者的依从性，还能通过先进的制药工艺确保药物的稳定性与生物利用度，从而提升治疗效果。

此外，他认为，随着生物技术的快速发展，被称为“高血压疫苗”的小干扰RNA等前沿疗法将会逐步走向成熟，这些新疗法通过精准作用于血管紧张素等系统，有望实现血压的长期稳定控制，进一步提升患者的治疗依从性和生活质量。

介入治疗具备疗效与安全性，未来可期

在药物治疗之外，介入治疗未来可能在心血管代谢性疾病的治疗中扮演着举足轻重的角色。特别是肾动脉去神经术（Renal Denervation，RDN），作为一种微创且高效的手术方式，通过消融肾动脉外膜的交感神经，为高血压患者带来了全新的治疗希望。研究数据表明，该手术不仅具有长期疗效，其治疗效果可持续多年，而且为药物不耐受高血压患者及药物控制不理想的患者提供了全新治疗选择。术后许多患者将实现血压的理想控制。

最新研究说明，肾动脉去神经术等介入治疗方法不仅在治疗高血压方面展现出显著疗效，更在糖尿病、高血脂等心血管代谢性疾病的治疗中展现出潜在效果。这种跨疾病的治疗策略，标志着心血管代谢疾病治疗领域的一个全新方向——即通过一次治疗实现多种疾病的综合控制。

在结构性心脏病的研究与治疗上，马教授开展了经导管主动脉瓣置换术（TAVR）、二尖瓣钳夹术、房间隔造口术和肺动脉去神经术（PADN）等尖端技术。

“介入治疗以其显著的长期疗效和便捷性，正逐步成为心血管代谢性疾病治疗领域的重要选项。一次成功的治疗可为患者带来长达数年的症状缓解，有效减轻了药物依赖和频繁的医疗就诊负担。尽管介入治疗对医疗设备和操作技术有较高的要求，但随着技术的持续进步和临床实践的日益丰

富，其安全性和有效性已得到广泛认同。”马教授说，当前，国内已有相关疗法获得国家药监局批准，同时，多家企业正加速推进新型器械的研发工作。

科学选取评价指标，合理设计临床试验

在心血管药物与器械的研发进程中，评价指标的科学选取对于准确评估治疗效果至关重要。鉴于高血压、糖尿病等慢性疾病需长期治疗的特性，样本量的合理确定与安全性评估在临床试验设计中显得尤为重要。新药上市初期，通常通过中间指标，如血压、血脂的降低，来初步证实其有效性。然而，要真正验证药物的长期疗效，还需依赖大规模临床试验，观察心血管终点事件的减少情况，这是评估药物效果的硬性标准（Hard endpoints）。

传统上，高血压和血脂异常等疾病的治疗效果主要依据血压、血脂水平等硬性指标来评判。但随着治疗手段的丰富和患者需求的提升，研究开始关注替代指标以及生活质量的改善情况，以更全面地评估治疗效果。

虽然死亡风险降低、心血管事件风险下降等最终指标是硬性的终点指标，但在实际研发过程中，为了更快速地评估药物的短期疗效和安全性，中间指标如血压、血脂的下降仍然具有重要地位。这些中间指标不仅易于测量，而且能够迅速反映药物对疾病的影响，从而加速药物的研发进程。

在器械治疗领域，这一趋势尤为明显。以肾动脉去神经术为例，TTR（血压达标时间比例）作为一项创新评价指标，不再局限于某个时间点的血压值，而是全面地反映患者在整个随访期间血压达标的比例，从而提供了更准确的疗效评估。同时，手术后患者药物负荷的减少也成为一个重要评价指标，直接反映了治疗对患者生活质量、血压等的积极影响。

然而，对于心衰等更为严重的心血管疾病，由于其对患者生命安全的直接威胁，需要采用更为严格的终点事件来评判药物疗效。这也解释了为何某些器械或药物在初步研发时可能瞄准心衰等严重疾病，但最终却选择高血压等相对易于评估的疾病作为主要适应症，以更快捷地证明其临床价值并逐步拓展应用范围。

“心血管代谢性疾病的治疗领域正经历一场变革。”马为教授指出，在这场变革中，科学选取评价指标、合理设计临床试验和精准评估治疗效果将成为推动心血管药物与器械研发不断前进的力量。

临床试验，以患者为中心

在马为教授看来，临床试验是医学研究的重要组成部分。但更重要的是，临床试验是一项以人为本的工作，必须时刻以受试者为中心，确保他们的权益和安全。

马教授及其团队在临床试验设计上下了大功夫。他们深知，合理的试验设计不仅能够提高试验的科学性和可靠性，还能最大程度保障受试者的安全和利益。因此，他们在设计临床试验时，始终遵循伦理原则和科学原则，确保试验方案的合理性、科学性和可行性。

在招募患者参与临床研究时，提升患者的依从性和体验至关重要。患者在参与前，应充分了解研究的入选与排除标准、治疗方法及可能的不良反应。同时，与患者保持密切沟通也极为重要，以便及时报告任何不适或问题，并获得研究者的专业帮助与支持。

在临床试验过程中，马教授团队始终与受试者保持良好的沟通，及时解答他们的疑问，确保他们充分了解试验的目的、过程和可能的风险。同时，他们还密切关注受试者的身体状况和心理状态，及时发现和处理任何不适或问题，确保受试者的安全和舒适。

为了提高受试者的依从性和体验，马教授及其团队还采取了一系列措施。例如优化了试验流程，减少了受试者的等待时间和检查次数；提供了温馨的试验环境和贴心的服务，让受试者感受到家的温暖；还通过定期回访和关怀，让受试者感受到研究者的关心和关注。

马教授说：“受试者是临床试验的宝贵财富，他们的贡献是我们取得研究成果的基础。”

多项临床研究成就，改变临床实践

从研究生起，他就参与霍勇教授带领的团队，将降压药物与降同型半胱氨酸药物整合为固定复方制剂的策略。此外，团队在固定复方制剂、长效降脂药物等领域的临床研究也取得了进展，如左旋氨氯地平加比索洛尔的固定复方制剂组合，以及小干扰RNS降脂药物的临床研究，均展现出良好的应用前景。

北京大学第一医院还将研究触角延伸至罕见病这一复杂且挑战性极高的领域，参与多项罕见病的药物，包括治疗转甲状腺素淀粉样变心肌病和法布雷病的治疗等。还包括法布雷病的前沿基因治疗。

谈及我国心血管药械研发在全球的地位时，马教授表示，我国在新药研发领域已取得显著成就，特别在某些领域，已与国际并驾齐驱。例如，在肾动脉去神经术技术方面，我国与国际保持了同步发展，他还特别强调了肺动脉高压治疗器械的研发成果，这是我国学者在该领域实现领跑的重要标志。

展望未来，马教授对我国心血管新药与器械临床研究的前景充满信心。他相信，在广大研究者的努力下，我国必将在更多领域实现领跑，为全球心血管疾病的防治贡献更多中国方案。

选择心血管之路，挽救患者生命

最后，马为教授回顾了个人的职业发展历程。

1996年，他踏入北医本科的大门，从此与医学结下了不解之缘。在北医系统的深造与工作中，他从研究生到博士生，一步步成长。在学科选择时，他面临着内科、外科等多个方向的选择。最终，他选择心血管领域，因为这里能够让他更直接地帮助到患者，挽救生命。霍勇教授成为他医学道路上的引路人，指引他不断在高血压、肺动脉高压、心肌病和罕见病等领域前行。

“心脏病来势汹汹，心内科已拥有多种有效治疗方法，如溶栓、支架植入等，能让患者在短时间内转危为安。这种治疗带来的成就感让他更坚定了自己的选择。”

随着研究的深入，他逐渐意识到心血管疾病防治的重要性。许多心脏病的背后都隐藏着高血压、高血糖、高血脂等危险因素。因此，他开始将研究重心转向这些危险因素的控制，致力于通过前端干预来减少心脏病的发病率。

近些年，马教授也关注到了一些罕见病，如淀粉样变心肌病、法布雷病、肌营养不良等。这些疾病往往缺乏有效的治疗方法，甚至诊断都相当困难。面对这些挑战，他并没有退缩，而是深入研究这些疾病的发病机制。令他感到欣慰的是，近年来国家开始重视罕见病的防治工作，科研人员也加大了研究力度，患者组织也逐渐崛起。

马为教授说，虽然医学探索之路充满艰辛，但每当看到患者因为有效的治疗方法而康复时，他都感到一切付出都是值得的。

田军航教授：
探讨代谢性疾病药物临床试验与医疗环境的改善

在洛阳市第三人民医院，内分泌代谢性疾病的研究与治疗工作正如火如荼地进行着。作为该领域的专家，田军航教授在代谢性疾病药物临床研究方面有着丰富经验。他对临床试验的“真善美”原则有着自己理解，并认为国家应从顶层设计出发，制定完善的制度，为医疗行业发展提供保障。

撰文｜毛冬蕾

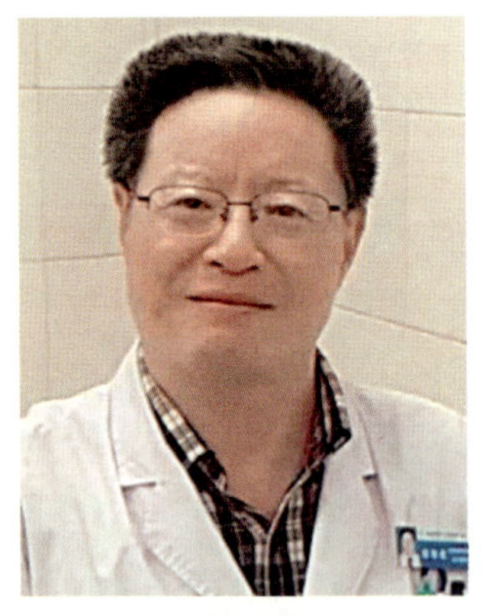

田军航教授

洛阳市第三人民医院内分泌科主任

历任河南省内分泌学会委员、河南省高血压病研究会内分泌学组常委、河南省中西医结合内分泌学会委员、洛阳市内分泌学会副主任委员

代谢性疾病在洛阳的现状与挑战

田军航教授首先回顾了代谢性疾病在洛阳的总体情况。作为我国整体发展水平中等的城市代表，洛阳的内分泌代谢性疾病主要以糖尿病和肥胖两类为主。这是一种慢性流行病，且呈现持续上升趋势，已成为全市公共卫生的重要挑战。

糖尿病的发病率持续处于高峰，而肥胖是其重要的前提条件。近年来，成年人肥胖的发病率高达30%～50%，肥胖现已被视为一种疾病，它诱发糖尿病、心脑血管疾病、骨质疏松，甚至还会影响生育能力，导致卵巢早衰、性欲减退、月经异常、精子质量下降等障碍，这成为了一种心理和社会负担。

肥胖问题不仅是个体面临的挑战，也是社会和国家面临的难题。目前，治疗肥胖的有效方法尚有限，且相应的药物还未被纳入医保范围。这不仅令肥胖患者及其家庭深感忧虑，也已成为亟待解决的社会性问题。

医疗与社会共同努力

田军航教授认为，要阻止肥胖的发生，从而预防糖尿病，这是最重要的方法。仅从医疗层面来讲是不够的，而需要国家和社会的共同努力，包括医疗、教育等因素的综合作用。改善环境因素或延缓这些慢性流行病的发展。

目前，我国现在发病率居高不下，甚至还在上升。除了药物和医疗干预外，社会层面的干预相对较少。田教授认为，教育患者改善生活方式和不良习惯很重要，若仅依赖药物干预，而忽视心理疏导和生活方式调整，往往是徒劳的。

中医强调“治未病”，但一旦疾病发生，药物对提高患者生活质量仍是不可或缺的。谈及降糖减重药物，过去十多年里，二甲双胍被视为“神药”。它具有轻度改善食欲和减肥的作用。此外，二甲双胍还能改善胰岛素抵抗，减轻多囊卵巢综合征症状。全球各大指南均将二甲双胍作为一线用药。

然而，二甲双胍并未被证实能明确预防糖尿病的发生。糖尿病的发病机制复杂，考虑到当前生物医药技术的快速发展，特别是分子生物学的进步，胰岛素已从人胰岛素发展到胰岛素类似物。这些技术还包括GLP-1、GIP、GCG等抗脂代谢药物的生物合成，包括胰岛素在内的GLP-1单受体、双受体等药物已被大量合成。

自胰岛素降糖技术问世以来，其最主要的不良反应为低血糖，这是所有胰岛素品种均难以避免的问题。若能研发出一种既能降血糖又不产生抵抗的技术，将具有重大意义。目前，肽类、小分子肽类等新兴技术，如GIP相关技术，正受到广泛关注。

这三类技术已明确具有改善糖脂代谢和减肥作用。它们能在高血糖时促进胰岛素分泌，降低血糖；而在血糖正常或偏低时，则不参与胰岛素释放，同时能改善其他代谢异常，如作用于胃肠道，增加饱腹感，促进脂代谢，降低食欲，从而起到减肥作用。这种作用机制在不影响血糖浓度的状态下，对正常人同样有效。司美格鲁肽作为这类技术的代表药物，已成为备受瞩目的“网红药物”，尽管价格不菲，但仍供不应求。

在降糖药物中，田教授特别提到了DPP-4靶点，最早由默沙东研发的西格列汀属于此类药物。DPP-4抑制剂通过改善人体天然的GLP-1浓度来调节胰岛素分泌。人体天然的GLP-1浓度很低，且半衰期极短，不超过10分钟。DPP-4抑制剂通过抑制分解GLP-1的酶，使体内天然产生的GLP-1作用时间更长。这些药物在血糖高时促进胰岛素分泌，降低血糖；在血糖低时则减少胰岛素分泌，或促进胰高血糖素分泌，使血糖保持平稳状态。

国内以盛世泰科的森格列汀为代表的新一代DPP-4抑制剂，通过优化改良默沙东的西格列汀，并开展了严谨、高质量的临床试验，目前已获批上市。洛阳市第三人民医院作为全国多中心参与单位之一，也参加了该药物的Ⅲ期临床试验。作为参与研究者，田教授认为，森格列汀在患者身上的降糖作用比较平稳和温和，属于中性降糖药，最大的特点是不会引起低血糖，特别适合老年高龄人群及已有心脑血管疾病高危因素的人群使用。

在临床试验过程中，研究者们与患者及其家属建立了良好的沟通和友谊，为他们提供了各种便利与支持。临床试验结束后，还有受试者向CRC赠送鲜花和锦旗，以表达他们的感激之情。在临床试验中，CRC扮演着重要角色，他们与患者及其家属建立了紧密联系，像朋友一样相处。

临床试验的“真善美”

田教授认为，临床试验不仅为受试者提供了医疗上的诸多便利，确保了他们的权益得到充分保障。洛阳市第三人民医院始终将GCP的要求，即受试者的权益，放在首位。

他进一步阐述了临床试验中“真善美”的原则。真，即临床试验的真实性。研究者要确保所有数据的真实性和质量，严格按照入排标准和GCP要求执行，从受试者的入组到试验结束，所有数据均可溯源。该院已多次接受国家药监局的核查，所有核查数据均真实可靠，保证了试验的真实性。善，即善待受试者。他们始终将保护受试者原则放在首位，严格遵照GCP要求，与患者和受试者交朋友，这对于提高受试者的依从性和预防脱落至关重要。美，即医生的心灵美。他们秉承“有时去治愈，常常去帮助，总是去安慰”的理念，将患者当作自己的亲人。研究者致力于完美执行临床试验，为受试者提供最好的关怀和服务。

药物开发的建议与展望

田教授就如何提高药物的安全性和有效性，甚至消除一些并发症，从药物开发的角度给出了如下几点建议。

首先，在药物开发初期，应深入研究和选择具有潜力的靶点，这是提高药物疗效的关键。同时，试验终点的选择也至关重要，应确保能准确反映药物的治疗效果。

其次，期待未来在新药研发的靶点选择、药物发现等方面，AI能够发挥更大作用。通过AI技术的辅助，可以更高效地筛选和发现潜在药物，加速新药研发进程。

再次，精准医疗是实现高度个体化治疗的重要途径。例如，智能胰岛素胶囊的设想，通过植入芯片来精确控制胰岛素的释放，有望解决1型糖尿病患者的治疗难题。此外，精准医疗还涉及基因的精准诊断，未来可能通过基因治疗方法来改善基因的表达，从而治疗由基因异常表达引起的疾病。

在药物研发过程中，应关注药物的双向调节作用，以避免药物引起的严重不良反应，如低血糖等。通过精准调控药物的作用机制，可以达到更安全、更有效的治疗效果。

田教授表示，药物开发是一个复杂而漫长的过程，需要综合考虑靶点选择、试验的临床终点、智能化技术、精准医疗等方面。他相信，未来会有更多创新、安全、有效的药物问世，为临床患者带来更多的治疗选择。

寄语年轻医生与医疗环境的改善

作为临床医生多年，田教授对于如何成为一名好医生，特别是对一些年轻医生如何在这个行业里不断晋升发展，有着深刻的体会。他认为，年轻人学习现代医疗理念、知识和技术时，应通过临床实践不断积累经验。要把患者当亲人，绝不能把看病当作谋取私利的手段。

作为退休返聘的临床医生，田教授深感快乐。

作为老医生，田教授衷心希望国家能改善医疗环境和制度，为医务人员提供科研基金和应有补贴，减轻他们的负担。“需要国家从顶层设计出发，制定完善的制度，为医疗行业的健康发展提供有力保障。”他最后说。

汪志红教授：
以患者为中心，推动糖尿病药物临床试验前行

重庆医科大学附属第一医院主任医师汪志红教授在糖尿病管理与治疗的领域里，拥有深厚的专业知识和临床经验。她不仅致力于患者的直接治疗，更参与药物临床试验，还研究降糖新药的作用机制，追踪临床用药情况。

撰文 | 毛冬蕾

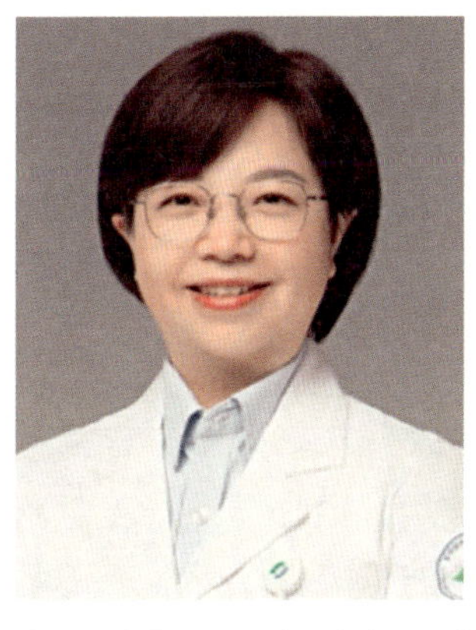

汪志红

医学博士，教授，博士研究生导师，重庆医科大学附属第一医院内分泌科主任医师，美国纽约西奈山医学院肾病科访问学者

重庆市中青年医学高端人才工作室（糖尿病肾病）领衔专家，全国五一巾帼标兵

中华医学会糖尿病学分会委员；中华预防医学会糖尿病预防与控制专委会常委；中华医学会糖尿病学分会微血管病（肾病）学组副组长；中华医学会糖尿病学分会视网膜病变学组委员；中华预防医学会糖尿病预防与控制专委会委员

如何兼顾降糖与整体健康

在谈及目前全球流行的减重与糖尿病管理时，汪教授认为："对于糖尿病患者而言，降糖固然重要，但不能仅仅局限于这一基础目标。治疗所带来的额外益处，同样具有重要意义。"她说，当前糖尿病治疗最受关注的议题之一，就是在直接降低血糖的同时，如何影响其他并发症，特别是与心肾健康密切相关的问题。

在体重管理方面，她认为，肥胖患者需要减重是显而易见的，但同样重要的是，也有一部分患者，尤其是体型偏瘦的患者，可能需要增重或增肌，以全面提升健康状况。"在体重管理的药物选择中，我们必须谨慎。有些药物虽然能有效减重，但可能伴随胃肠道反应。这对于本身就有胃肠道疾病的老年患者来说，无疑是需要谨慎对待的问题。"她提醒道。

葡萄糖激酶是血糖调节的关键

在会议的报告中，汪教授专门阐述了葡萄糖激酶在血糖调节中的核心作用。她介绍说，葡萄糖激酶作为一种关键的限速酶，能够敏感地感知葡萄糖浓度的变化，并据此协调多个组织器官的功能，共同维持血糖的稳态。然而，在2型糖尿病患者中，葡萄糖激酶的功能普遍受损，这直接影响了血糖的稳态调节，成为2型糖尿病发病机制中的重要一环。

“研究葡萄糖激酶在2型糖尿病中的功能变化及其调控机制，对于寻找新的治疗策略和改善患者血糖控制能力具有关键意义。”汪教授介绍说，我国的科研团队在这一领域已取得了突破，例如，华领医药研发并获批了全球唯一上市的葡萄糖激酶激动剂——多格列艾汀片。

在Ⅰ～Ⅲ期临床试验中，研究人员分别对新诊断的2型糖尿病患者和二甲双胍控制不佳的患者开展了研究。结果显示，无论是单药治疗还是联合用药，该药均能显著降低患者的糖化血红蛋白水平，绝对值降低可达1.0%～1.1%。这一降糖效果优于其他多种类型的降糖药。

同时，汪教授也对该药物的安全性进行了说明。她指出，在临床试验中，低血糖的发生率非常低，即使在与二甲双胍合用时，低血糖发生率也仅略有上升，但总体来看仍然处于较低水平。这一结果为患者提供了更加安全、有效的治疗选择。

谈及多格列艾汀片的临床研究过程，汪教授说，我国的研究团队严格遵守了药物临床试验质量管理规范（GCP）和循证医学的原则，开展了Ⅰ～Ⅲ期临床试验，确保了药物的疗效和安全性、可靠性。这些研究为新药上市提供了有力证据支持，也为临床医生提供更加科学、合理的用药指导。

“在临床试验中，研究者特别关注了患者的个体差异和耐受性。”汪教授补充道，“尽管多格列艾汀片对大多数患者都表现出了良好的疗效和安全性，但仍然需要关注可能存在的少数反应不佳的患者。这需要进一步深入研究，探索更精确的评估方法，为患者提供更加个性化的精准治疗方案。”

她还强调了联合治疗的重要性，指出不同作用机制的药物灵活联用，可以在增强疗效的同时，减少或平衡不良反应，实现更好的治疗效果。

患者参与临床试验共同推动医学进步

汪教授深知临床试验是推动医学进步的重要途径。她强调，在与患者沟通临床试验时必须实事求是，要详细解释试验的风险和获益的各个方面，以确保患者能够充分理解并自愿参与。

“对于来我们科室参加试验的受试者，我首先会告诉他们研究目的，他们参与试验的潜在治疗效果是什么，有什么风险，会获得怎样的看护和观察，鼓励他们对医学进步做贡献。”汪教授说，“同时，我也会坦诚告知，在使用安慰剂期间，血糖短期可能会控制不住，但对并发症的总体影响相对有限。”她强调，在专业的团队管理下，患者将获得全方位的糖尿病知识、教育和管理，并确保他们在试验过程中的任何疑问都能得到及时、有效的解决。

她感谢临床试验中患者的付出和贡献。“他们不仅提供了临床数据，还为医学的进步做出了贡献。我们应该更加努力，提高公众对临床试验的认知和接受度，推动临床试验的发展。”她说。在汪教授的行医生涯中，她收到过许多患者的感谢信。她谦虚地说，“其实，我只是做了临床大夫应该做的，那就是用心治疗每一个病人，用研究推动医学进步。”

以患者为中心，不断追求医学进步

谈及自己的从业经历，汪志红教授感慨良多。她从一名普通的临床医生成长为如今的糖尿病领域专家，离不开她对医学的热爱和对患者的关怀。在行医初期，她也曾遇过许多困难。为此，她不断学习新知识、新技术，提升自己的诊疗技能。

汪教授深知研究不仅是为了推动医学的发展，更是为了解决患者的实际问题。因此她在科研领域持续发力，围绕糖尿病肾病发病机制及危险因素开展了系列工作。作为主要牵头人之一，她组建了糖尿病肾病基础和临床研究团队，建立了糖尿病肾病基础研究平台，建立了糖尿病肾病队列（共1万+例，其中科内4000多例，平均随访4年；重庆大学体检队列7555例，随访13年），收集了血、尿、基因及部分肾脏标本，开发了软件进行规范的资料收集及随访管理。

汪教授在漫长的临床医生职业生涯中始终奉行“以患者为中心”的行医理念，保持对患者的关怀和耐心，用心对待每一个患者。她表示，医生与患者就像战友一样，共同对抗疾病。她不仅关注患者的病情变化，更关心他们的心理状态和生活质量。汪教授重视长期随访观察，许多患者多年找她看病就诊，有的甚至长达近30年的时间，同时也与她结下深厚的友谊。

“医生这个职业，远比书上描绘的更神圣。”她深情地说道，“虽然日常工作看似重复，但每一次与患者互动都是独一无二的。那种解决患者问题后的成就感，让我内心感到十分充实。”

“无论门诊节奏快慢，我们都要以患者为中心。”汪教授强调说，“作为医生，用我们的专业知识和技术为患者提供最优化、最简单的治疗方案。同时，给出的每一个方案都要尽可能的有确凿证据支持，这样才能赢得患者的信任。相信随着医学技术的不断进步，我们能为糖尿病患者带来更多好药。”

张舒教授：
珍视每位受试者的生命与感受

大庆市人民医院始建于2000年，是一家三级甲等综合性医院，在药物试验领域已开展了多年探索。日前，该医院心内科主任张舒教授分享了科室如何逐步成长为在国内多个项目中都能取得优异结果的研究团队的心路历程。张舒教授认为，试验的主体是受试者，必须将他们的利益放在第一位。

撰文｜毛冬蕾

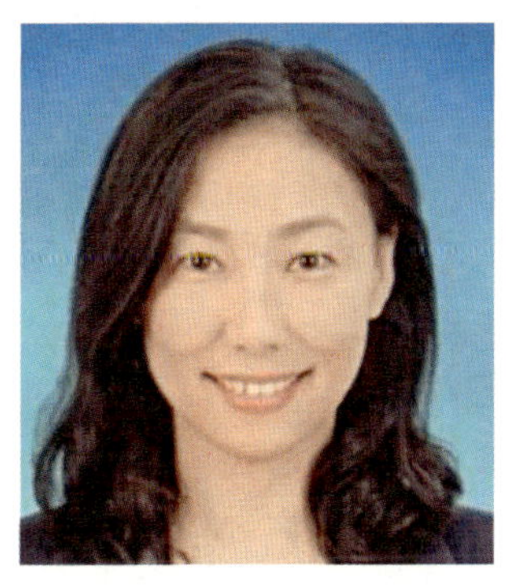

张舒教授

主任医师，硕士研究生，哈尔滨医科大学教授

大庆市人民医院心内三科主任

中国研究型医院学会高血压分会委员；黑龙江省医学会及医促会高血压专业委员会副主任委员；黑龙江省医学会预防与康复专业委员会常委；黑龙江省医促会心力衰竭委员会委员；中国药促会心血管药物临床研究专业委员会委员

张舒主任从事心内科临床工作26年，擅长高血压、高血脂、冠心病、动脉粥样硬化的诊疗及药物临床研究。访谈中，她重点谈了高血压药物临床试验。由于高血压是全球和中国心力衰竭及致死率排名第一的病因，也是“健康中国2030”战略中

重点防范的慢性病，而有效控制高血压可降低心力衰竭发病率和死亡率。因此，对提升民众生命质量和减少医保支出意义重大。

然而，公众对高血压的了解不足，知晓率、控制率和治疗达标率均不达标。“虽然，很多人听说过高血压，但真正接受治疗并有效达标的人甚少。”

目前，中国高血压诊断标准界限仍为140/90mmHg，但130/80mmHg以上即需要干预。中国有2.9亿高血压患者，130/80mmHg～140/90mmHg这一区间的人群巨大，是高血压重点管理的人群。此外，心血管患者发病年龄趋于年轻化，许多患者因不知晓而延误诊断，发现时已出现心脏结构性改变或并发症。因此，张舒主任认为，高血压管理需要尽早提前诊断和及时治疗。药物在高血压管理和治疗中必不可少，同时，管理要考虑不同地域的医疗实践和经济负担等因素。

临床试验惠及患者健康管理的新途径

全球范围内，尽管有七八大类降压药已在临床上应用，ACEI（血管紧张素转换酶抑制剂）、ARB（血管紧张素受体拮抗剂）和钙离子拮抗剂等老药一直发挥着作用。但许多患者的血压控制并未达标。除了原研药外，国内也涌现许多国产降压药。“如果大家只能选择相对昂贵的进口药，这将对我国医保和个体经济负担构成压力，从药物经济学的角度来看负担是较重的。”

因此，张舒主任认为，推动国产化药物通过试验顺利上市，对惠及高血压不同发病阶段的人群很重要。另一方面，患者参加临床试验可以享受到免费诊疗和管理，这为患者提供了新的治疗希望。

参加药物临床试验后，患者被纳入到健康管理之中。研究人员会密切关注患者的血液生化变化、体重、血压变化等指标。在此过程中，常常会发现他们潜在的疾病，如肾脏肿瘤、早期高血压对心脑肾的损害等。“这有助于我们提早进行药物干预和生活方式干预。”

同时，对于一些需要联合其他药物［如抗凝剂、阿司匹林、硫酸氢氯吡格雷（波立维）等治疗冠心病常用药品］的患者，在使用过程中可能会引发并发症，如消化道出血或血小板减少。患者自己在家里难以发现，但参加临床试验，研究人员会关注他们的临床症状和化验指标，并有效帮助和观察其他系统用药的不良反应。

因此，张舒主任强调，临床试验不仅是申办方或项目组进行新药试验的场所，也是科学指导患者健康管理的新领域。研究人员对患者的指导和未来的随访都能更好帮助他们。对患者来说，更多是利大于弊。临床试验对社会、国家、医疗和患者健康、慢性病管理等多方面都非常有益。

药物临床研究设计需谨慎

在谈到具体的研究项目时，张舒主任指出了一些问题。她说，有些国产降压药或血脂药研究项目，常常照搬欧美的试验方案。实际上，在选择降压药进行对比研究时，包括安慰剂和对照组的选择，都必须结合我国的降压指南和人种特点。

目前，试验方案往往都由申办方、项目组和医学方设计。她建议，应该成立临床专家小组，让全国知名的PI或有经验的专家把关方案。同时，专家委员会还可以为医学人员讲解GCP试验与日程诊疗的不同之处。

同时，任何新药开发都要确保对受试者的安全性，这是不可动摇的原则。在设计方案时，应评估最大剂量对疾病的利与弊，必须考虑风险控制，实现风险与获益的平衡。她建议每个项目都应设立安全委员会，确保患者的安全得到保障。同时，项目开展前要做好GCP培训，提高研究者的专业水平。研究者要学会处置患者可能出现的并发症、不良反应或疾病的正常转归。

其次，患者服用药物，既期望安全，又期望获得良好的降压效果。因此，未来SPC（单片复方制剂）可能是发展趋势。SPC制剂将多种药物组合在一个药片中，可能是两种、三种甚至四种药物的复合制剂，SPC制剂能减少药片数量，提高患者的服药依从性。

大庆市人民医院临床试验显成效

谈到如何做到以患者为中心，张舒主任表示，研究者的态度起了决定性作用。她认为，研究者不能应付了事，必须将受试者放在首位，从知情同意到随访关注，再到研究期间的所有辅助检查报告单和临床症状的变化，都要全程参与和管理。

在所有临床试验中，虽然申办方提供了药品和资金，但临床受试者是主体，是主角。要像对待危重患者一样对待受试者，不能把他们当作可有可无的人员，而要尊重和善待每一个生命。研究者、申办方、SMO应当团结起来，共同将项目安全地做好。

张舒主任表示，所有入组的患者，她都会让他们加入患者随访群，无论他们是否还在她的研究中，她都会关注他们的健康情况。

截至目前，该院心内科共承接了近30个药物临床研究项目，多项关于血脂和高血压的药物临床研究的入组数量，取得了全国第一的好成绩。这与大庆市人民医院一直高度重视药物研究工作密不可分，医院很早就获批成为国家药物临床试验基地，逐级管控，不断扩大规模及领域。此外，大庆地区心脑血管疾病高发，这为心内科开展药物研究提供了良好的条件。同时，该城市规模适中，人口相对集中，使得患者的随访工作相对容易进行。而她所领导的心内科作为医院内率先开展药物研究的科室，已积累了4年经验。在心内科的药物研究过程中，研究者们认真对待每一位患者，从病历书写、患者管理到随访和安全性监控，都力求做到最好。

"这4年来，心内科在全国的药物研究排名中不断提升，同时带动了医院内其他学科如内分泌、呼吸等药物研究的开展。"心内科遇到了很多令人印象深刻的案例。比如，一位中年男性在参加高血压项目时，通过肾脏B超检查意外发现了肾脏肿瘤，并及时进行了手术切除；一位患者在参加血脂项目时，通过随访发现了贫血和黑便，及时得到了治疗；还有一位房颤经常头疼的患者，70多岁，伴有脑梗。进入项目后，他停用了所有脑血管应用的药物，因为试验药品使他的头晕和疼痛症状得到了意想不到的改善。张舒主任还提到了一位顽固性高血压患者的案例。这位患者曾尝试了12种降压药，但血压控制始终不达标。进入药物临床试验研究后，通过科学管理、指导饮食、运动和调整生活方式，仅用了半年时间，患者血压得到了平稳控制，同时药物用量减少。

这些案例都充分展示了药物临床研究在保障患者健康上所发挥的作用。"临床药物研究就像一个挖掘患者潜在健康问题的过程。它们源于临床医生长期细心的观察、积累的经验，捕捉到患者症状的蛛丝马迹，及时采取有效的用药处理。"她说。

谈到未来心内科的建设计划和打算，她有着明确愿景。"首先，我们希望能从参与单位逐渐转变为牵头单位，主导更多项目的开展；其次，我们追求的不仅仅是数量第一，更重要的是质量第一。"近年来，该科室的项目多次荣获全国第一，也因此接受了国家药监局和FDA多次核查。她坦言，虽然核查过程严格且可能让人感到压力，但这是提升研究水平的良机。

“通过核查，我们能足不出户地看到自身的不足，借助药物研究推动科研意识的提高和科研思维的培养。希望通过完成高质量项目，带动一批又一批研究护士和CRC团队，使他们更专业化。”未来，临床试验中心或许可以像医疗联盟一样，形成药物试验联盟，作为一门学科、一种新兴事物来发展和建设。

为了实现这一目标，计划在2025年以后，该院将药物临床研究工作做得更规范化，例如，严格控制每一份病历的书写、管理流程和上报的不良事件分析等环节，包括ETC的录入。“我们的目标是缩短我国科研水平与国外的差距，共同推动临床研究的科研化发展。”

加强GCP培训，倡导携手合作

在谈及GCP培训时，张舒主任认为，由于GCP内容繁多，而临床上的病种、药物研究和患者情况千变万化，这就要求临床医生既要具备科学性，同时还要有法律意识，因此必须反复培训，不断学习。只要有机会，研究人员就应获取所有与GCP相关的知识。

同时，要学会沟通，及时上报。研究者在评估患者时，首先要看他是否符合入排标准，这点非常重要，不能因为想纳入患者而违背原则。研究人员必须确保患者能够从中获益，严格遵守GCP。

作为心内科医生，张舒主任补充道，还需要掌握更前沿的心内科理论，提高自己的医疗技术，了解全球哪些前沿药品对患者有利。

最后，她说，大庆市人民医院药物临床研究中心取得的成就，离不开国内众多兄弟医院或上级医院专家的不断支持。她希望全国的专家携起手来，共同进步，我国的药物临床试验一定能在世界舞台上绽放光芒。

合作伙伴故事

（按合作伙伴姓氏汉语拼音排序）

陈力博士：以“患者为先”驱动降糖新药研发

在创新药赛道上，研发出全球首创新药葡萄糖激酶激活剂（GKA）多格列艾汀的华领医药，是如何做到首个在中国以“患者为先”，完成研发全过程并在2022年获批上市的呢？华领医药创始人、CEO陈力博士讲述了多格列艾汀研发“天时、地利、人和”的故事。

撰文｜毛冬蕾

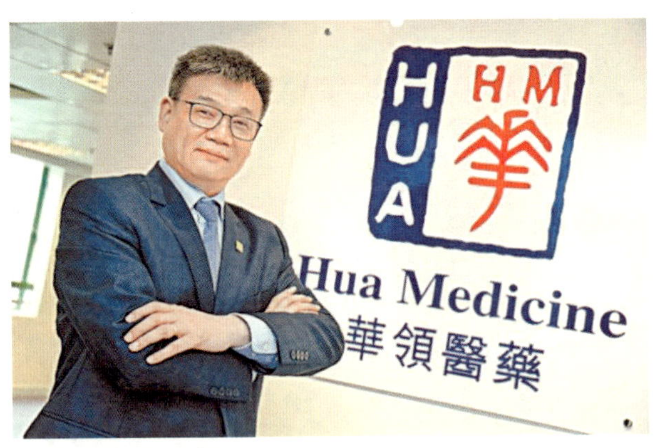

陈力博士
华领医药创始人、CEO

陈力博士曾主导过多款原研新药的研发及全球化发展。作为罗氏中国研发中心负责人在罗氏工作多年后，他决定离职创业。2010年，一篇发表在

《新英格兰医学杂志》(*NEJM*)上的关于中国糖尿病流行病学的重磅研究，促使了陈力投身糖尿病代谢领域新药研发，并将创业方向聚焦在糖尿病创新药领域。

该研究由中国糖尿病领域权威专家杨文英教授牵头，采用口服糖耐量试验(OGTT)方法，揭示了中国糖尿病和糖尿病前期患病率，分别达到9.7%和15.5%，这一数据使中国成为全球糖尿病患病人数最多的国家。尤为引人注目的是，糖尿病前期患者中高达70.7%存在单独的糖耐量受损。

“我们看到这些数据以后非常痛心，希望能为中国的糖尿病患者做一点儿事情。”陈力表示，创立华领医药的初衷，就是研发出更多更好的、患者能负担得起的创新药物，来治疗这些尚无有效治疗手段的疾病。这也是华领医药“患者为先，创新为本，良药为民”宗旨的由来。

陈力进一步介绍，患者不仅需要有效的治疗，同时也追求美好的生活，他们对健康的渴望远超于常人。以糖尿病患者为例，许多有糖尿病家族史的孩子，小小年纪就目睹了父母辈因糖尿病并发症，如肾功能损伤、糖尿病肾病、糖尿病足截肢、心血管病、心脏病、心衰或中风等而离世。这些经历对患者的心理造成巨大的压力，也严重影响了他们的生活质量。

“这实际上是一个负反馈的过程：病情越严重，控制越差，患者的心理压力越大，形成了一个恶性循环。因此，加强中国当前的糖尿病管理尤为重要，这也是华领医药一直在努力的方向。”他说。

以患者为先，促其了解临床试验

为了让患者真正参与到疾病管理和临床研究中来，陈力说，必须让他们认识到治疗的必要性和改善生活习惯的重要性。在华领医药早期的临床研究中，从Ⅰ期到Ⅱ期，团队始终非常重视与患者的沟通，会明确告诉患者参与临床研究可能带来的益处，比如工作效率的提升、精力的改善，和更便捷地获取专业医疗人员的咨询建议和看护等，以此激发患者参与临床试验、接受治疗的内在动力，这种目标导向的方法有助于提升患者的依从性和治疗效果。

陈力博士说，糖尿病治疗并不是仅仅关注降低血糖水平，更重要的是维护血糖的稳态，因为血糖稳态失衡会导致多种糖尿病并发症，严重损害患者的健康。因此，要让患者真正认识到参与糖尿病管理的重要性，必须从患者的角度出发，理解他们的需求和期望。例如，在临床研究中，他们特别关注目前的口服降糖药和胰岛素在长期使用后可能带来的影响。

随着用药时间的延长，患者的胰岛功能会逐渐衰退。陈力博士说，从得病初期开始，患者的胰岛功能便持续下降，而血糖水平则在药物的作用下有所波动。尽管通过不断增加药物剂量，血糖看似得到一定程度的控制，但胰岛功能的衰退仍在持续。

陈力博士强调，这正是华领医药开展临床研究中始终关注的重点，也是公司坚守的宗旨——以患者为先。此外，他认为，糖尿病教育不应仅限于特定日期，而应成为持续性的过程。朱大龙教授在担任中华医学会糖尿病学分会主任委员、中国医师协会内分泌代谢科医师分会会长时，曾将每年的“联合国糖尿病日”扩展为“糖尿病宣传月”，通过一系列宣讲活动提高公众对糖尿病管理的认识。“这种以患者为中心的理念强调，糖尿病不仅需要治疗，更需要管理，只要管理得当，是可以有效控制病情的。”

在一次南京的糖尿病学术会议上，陈力博士看到许多年轻的糖尿病患者参会，他们走过来与他握手，向陈力表达了对华领医药新药临床研究的感激之情。他说：“那一刻我很受触动，我们的努力重燃了他们追求健康生活的意愿。”

十年磨一剑，多格列艾汀重塑血糖稳态

葡萄糖激酶（Glucokinase, GK）作为血糖传感的关键酶，在血糖调节中扮演着核心角色。当血糖水平上升或下降时，葡萄糖激酶能精准触发胰岛素、胰高血糖素等激素的分泌，从而维持血糖平衡。基于在罗氏研发中心的工作经历，陈力深刻认识到葡萄糖激酶在糖代谢过程中的关键作用，并决定将其作为糖尿病治疗的新靶点，致力于开发能够重塑血糖稳态的葡萄糖激酶激活剂。

多格列艾汀作为华领医药自主研发的葡萄糖激酶激活剂，不仅是一种异位变构全激活剂，而且对葡萄糖激酶的希尔系数影响较小，能够保持葡萄糖激酶与葡萄糖之间反应动力学上的协同性。多格列艾汀通过作用于胰腺、肝脏和肠道这3大核心血糖调控器官，更加精准地激活器官内的葡萄糖激酶，从而重塑机体血糖平衡生理调节机制。

Ⅰ期临床试验证实了其未破坏葡萄糖激酶的葡萄糖依赖性，并验证了其对胰腺、肝脏和肠道的积极作用。Ⅱ期临床试验进一步证明了其在2型糖尿病患者中的安全性和有效性，HbA1c水平呈剂量依赖性降低，血糖得到良好控制，并且低血糖发生率非常低，显示出良好的安全性。同时，患者胰岛β细胞功能得到改善，胰岛素抵抗降低。

而Ⅲ期临床试验，作为一项包含110家中国医院参与的多中心随机对照试验，证实了多格列艾汀的疗效和安全性。该试验结果已于2022年5月在*Nature Medicine*上发表。数据显示，在多格列艾汀单药治疗和与二甲双胍联用的两个Ⅲ期临床试验中，多格列艾汀均显示出疗效：与安慰剂对照组相比，显著降低患者的HbA1c水平，低血糖发生率低且未发生严重低血糖事件，显示出良好的综合获益。

值得注意的是，在Ⅲ期临床试验中，多格列艾汀单药治疗组的受试者入组标准更为严格，基线HbA1c（糖化血红蛋白）水平更高（≥8.0%），但试验结果显示，多格列艾汀单药治疗降低HbA1c的效果显著，这充分显示了其卓越的有效性。

陈力说，这一结果为葡萄糖激酶激活剂在全球范围内的后续开发奠定了坚实的基础，目前，该药正在开展多项联合用药研究以及真实世界研究。

具有创新精神，中国研究者走向国际

在陈力看来，多格列艾汀研发的成功离不开中国临床专家的创新精神。

“多格列艾汀的研发历程充满了挑战和困难。然而，中国研究者们凭借坚定的信念和不懈的努力，最终克服了重重难关，取得了这一成果。他们的创新精神体现在对整个糖尿病治疗领域的思考和探索上。”陈力说。

他认为，中国的临床研究者，尤其是内分泌领域的科学家和医生，在内心中就蕴藏着非常强的创新意识。他们喜欢与患者深入交流，了解他们的实际需求，想方设法根据患者的具体特征，将多种药物进行个性化组合，以制定最适合患者的治疗方案。

这种个性化治疗方案的制定，不仅要求医生具备深厚的医学知识和丰富的临床经验，更需要他们具备临床敏锐的洞察力和果断的决策力。“中国医生不断突破传统用药习惯的束缚，为糖尿病患者带来了更好的治疗效果。”陈力说。

陈力认为，真实世界研究在新药临床推广和新适应症开发上扮演着至关重要的角色。对于多格列艾汀这样的创新药而言，由于其新颖的概念、作用机理、化学结构以及疗效，传统的学术推广可能无法充分传达其优势。因此，通过真实世界研究，深入地验证新药在不同患者群体中的疗效和安全性，为医生提供更加可靠的依据。

参与过临床试验的医生可以带领同行，针对新药开展进一步的临床研究。这种方式不仅能够验证新药在真实世界研究下的疗效，还能为医生提供更多关于优化治疗方案的实际经验。

为深入实施创新驱动发展战略，支持创新药械产品在医疗机构开展示范应用与推广，上海市科学技术委员会推出了“1+N+1”联合体申报模式，旨在通过医疗机构、企业与相关机构的紧密合作，加速新药从研发到临床应用的进程。该方案由一个领头医院联合多家周边医院，针对已上市的新药开展临床研究。华领医药近日被该方案纳入，陈力说：“我们非常荣幸，未来会有更多多格列艾汀的真实世界研究开展。”他说。

总结多格列艾汀的研发成功，陈力博士说，离不开“天时、地利、人和”：中国不断优化的医药政策、蓬勃发展的产业环境和不断改革的审批制度和监管体系，为公司发展提供了良好的外部环境；公司研发管线聚焦在糖尿病、肥胖症、脂肪肝等具有广泛未满足医疗需求的疾病领域，并与国内外多家研究机构紧密合作，为项目推进提供了保障；以“患者为先，创新为本，良药为民”，并在中国临床专家的支持下探索出一条以研究者为主导的创新药研发、推广的道路。

对于糖尿病治疗的未来，陈力博士持有乐观态度。他认为，葡萄糖激酶激活剂不仅对糖尿病本身具有治疗作用，还可能对由血糖稳态失调引起的其他并发症如认知障碍等产生积极影响。此外，葡萄糖激酶的激活还可能在体重管理等方面发挥重要作用，为糖尿病及相关代谢性疾病的管理提供新策略。

在2024年11月30日，华领医药在第九届中国医药创新与投资大会（CBIIC）宣布已经成功完成在美国开展的第二代葡萄糖激酶激活剂（GKA）的Ia临床研究。该试验是在美国40例2型糖尿病（T2D）受试者中进行的随机、双盲安慰剂对照、单剂量、安全性、耐受性、药代动力学研究。

第二代GKA是一种具有优化的理化性质的新分子实体，拥有新专利，为多格列艾汀（HMS5552）前药。该项研究设计为每日1次口服给药，旨在通过缓释技术来延长药物在体内的作用时间、改善患者依从性以及延长刺激肠道内GLP-1分泌的效果。

“随着中国医药产业的不断发展和创新能力的持续提升，相信会有更多真正的创新药被研发出来。”陈力博士说。

梁波博士：
恒瑞全力推进代谢性疾病药物临床开发

恒瑞医药致力于代谢性疾病创新药物研发。战略上，企业前瞻布局，探索新型靶点与疗法；理念上，希望未来能“以患者为中心”，将患者需求融入临床试验全程。

撰文｜毛冬蕾

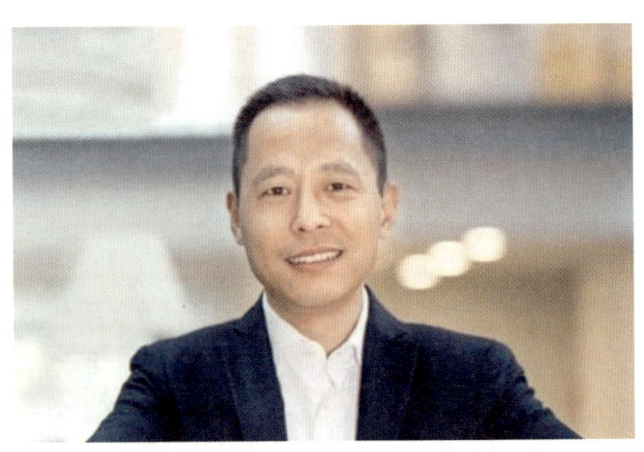

梁波博士
恒瑞医药代谢医学部高级副总经理

自加入恒瑞医药担任代谢医学部高级副总经理以来，梁波博士便领导部门员工开展代谢性疾病研究。早在今年初，恒瑞医药专门成立了代谢医学部，并任命他为该部门的高级副总经理，全面负责代谢性疾病领域的全球临床开发工作。“这一部门的成立，不仅体现了恒瑞医药对代谢性疾病领域的重视，也反映了公司对未来战略发展的长远规划。”梁波博士说。

成立代谢医学部，响应“健康中国”

关于为何会设立这一部门，并将战略重心放在代谢性疾病领域，梁波博士表示主要有两层原因。首先，从国家大环境来看，随着“健康中国2030”战略的推进，国民对健康的关注度日益提升。代谢性疾病，糖尿病和肥胖症及相关疾病领域如代谢功能障碍相关脂肪性肝炎（MASH），已成为威胁民众健康的重要因素，因此，加大对代谢性疾病领域的研发力度，是响应国家战略的重要举措。

其次，从恒瑞医药的角度出发，虽然过去多年公司以肿瘤为主要疾病研究领域，但也敏锐地意识到了代谢领域存在着未被满足的临床需求。实际上，恒瑞在代谢领域已经默默投入了十多年的研发。随着研发成果的逐步显现，将代谢医学提升至更高的战略地位，已成为恒瑞发展的必然选择。

理解疾病特征，发现First-in-Class

梁波博士介绍说，恒瑞医药在代谢性疾病领域的研发管线涵盖了糖尿病治疗、减重等多个领域。其中，GLP-1/GIP双受体激动剂、DPP-4抑制剂和经典的SGLT2抑制剂等一系列创新药，都是公司研发的重点。他说，恒瑞医药致力于提供效果更佳且价格合理的药物，为广大患者提供更多治疗选择。这是公司研发战略的第一步，也是实现药物可及性和可负担性的重要基石。

目前，恒瑞医药正积极推进多个处于Ⅲ期临床的糖尿病产品，如GLP-1/GIP双受体激动剂、基础胰岛素周制剂及胰岛素与GLP-1复方制剂，通过与现有产品对比，这些新的在研项目在疗效和安全性上展现出相当的竞争力。

梁波说，基于恒瑞医药过去十多年的积累，公司已具备开发Best-in-Class乃至First-in-Class创新药的能力。以GLP-1/GIP双受体激动剂HRS9531为例，该产品通过观察两种受体的作用机制及其协同效应，进行了特异性优化。当前的临床数据为恒瑞团队带来了极大的信心，预示着HRS9531极有可能成为同类产品中的最优者。

同时，口服小分子GLP-1药物HRS7535的开发进程也在全球处于较快的地位。在梁波博士看来，开发口服小分子GLP-1药物是为了突破现有口服肽类GLP-1药物的局限。已上市的口服肽类药物存在生物利用度低、需要特定时间空腹给药等不便，而口服小分子药物则有效解决了这些问题，提升了患者的用药便捷性和依从性。

除了已上市的SGLT2抑制剂和当前研究热点靶

点外，恒瑞医药还在积极探寻并布局其他新颖且独特的药物靶点。尽管临床前的研发细节通常不对外公开，但HRS9531和HRS7535等已进入Ⅲ期临床试验阶段的产品，无疑是对恒瑞医药创新药研发实力的证明。

深入理解疾病的病理生理机制，以探索真正具有First-in-Class潜力的创新药。在肥胖研究领域也是梁波博士的工作目标，他的团队正努力寻找能实现有效减重同时保持或增加肌肉质量、避免肌肉流失的新方法。

对于糖尿病，恒瑞医药的目标是找到更好的解决方案来应对胰岛素抵抗，并保护β细胞功能，从而减缓或阻止疾病在5～15年内的持续恶化。这些正是他们当前在临床前研究阶段所努力攻克的方向，旨在从疾病机制层面取得突破。

综合考虑监管、研究者与患者需求

临床开发需要综合考虑监管、研究者与患者需求及研究投入。目标是确保产品获批，最大化疗效与安全性，减少毒副作用。为此，团队会依据产品特性设计最佳研究方案，展示优势并降低风险。选择适应症和患者时，注重根据产品特性开发差异化产品，解决未满足的临床需求，并兼顾商业化潜力。

梁波博士认为，产品上市以后，应该更有效的开拓新适应症，找到能从药物治疗中获得更大益处的特定人群。

以糖尿病药物、肥胖药物或心血管药物为例，“我们需要更深入地研究哪类患者群体能从中获得最大临床获益，以及药物可能带来的其他未被充分发掘的临床获益。”他说，有时尽管临床试验能明确证明某些患者群体确实受益，但受限于当前监管要求，这些发现可能无法直接转化为新的适应症批准。但这些发现对于指南的制定、临床实践的优化以及患者治疗体验的提升都具有一定价值。

全球临床开发NewCo模式，深度合作

在出海方面，恒瑞医药采取了双管齐下的策略：一方面与海外合作伙伴共同推进临床开发；第二方面，恒瑞医药将评估并筛选适合公司主导进行全球临床开发的管线。关于对外合作模式，他认为，不同公司会根据自身的能力和规模采取不同策略。相较于小型生物技术公司，恒瑞医药在资金、人才等方面拥有优势，因此有能力承担与海外合作伙伴共同开发的任务。

2024年5月，恒瑞医药宣布将GLP-1产品组合（HRS-7535、HRS9531、HRS-4729）许可给Hercules公司（现名称为Kailera Therapeutics），后者获得在除大中华区以外的全球范围内开发、生产和商业化这些产品的独家权利。恒瑞医药获得Hercules公司19.9%的股权，以及包括首付款、里程碑付款和销售提成在内的最高超过60亿美元的

相关付款。

恒瑞选择了一种独特的合作模式，即“NewCo模式”。在这种模式下，海外公司的日常运营虽由其独立负责，但恒瑞医药会全面参与其决策过程中。“恒瑞医药并非提供资金支持，而是以产品管线的技术作为入股，更重要的是，恒瑞医药拥有决策参与权。”

梁波博士说，海外合作方对恒瑞医药的建议给予高度重视，这也是恒瑞医药选择他们的重要原因。在临床战略开发计划及临床试验设计方面，恒瑞医药会与海外团队紧密合作，包括恒瑞医药将全面参与临床开发策略的制定及试验方案的设计，确保每一个环节都符合国际标准并体现公司的战略意图。

以患者为中心，推动新药临床开发

恒瑞医药始终坚持以患者为中心的理念，推动新药研发与临床开发。梁波博士指出，在临床战略开发计划及临床试验设计方面，恒瑞医药会全面考虑监管要求、研究者与患者的实际需求，以及临床研究所需的各项投入。通过精心设计最佳的临床研究方案，恒瑞医药旨在充分展示产品的独特优势，并有效降低潜在风险。

在选择适应症和患者人群时，梁波博士说，恒瑞医药会根据产品特性打造差异化的产品，以解决当前临床上尚未被满足的需求。同时，从商业化的角度出发，恒瑞医药也致力于开发出具有市场竞争力的产品。

除了开发新药外，恒瑞医药还关注现有药物在患者便利性方面的提升潜力。针对目前GLP-1类药物每日口服或定期注射的给药方式，恒瑞医药正在探索优化方案。通过改进给药方式、提高药物生物利用度等措施，恒瑞医药旨在进一步提升患者的用药体验和便利性。

梁波博士认为，这种以患者为中心的研发理念，不仅体现在新药研发上，更贯穿于整个产品开发过程中。从临床前研究到临床试验设计，再到药物上市后的监测与评估，恒瑞医药始终将患者的需求放在首位。这种理念不仅有助于提升产品的市场竞争力，更能为广大患者带来实实在在的福祉。

个人心路历程，从诺和诺德到恒瑞医药

梁波博士最后分享了他的个人经历与心路历程。在诺和诺德这家拥有百年历史的公司总部工作期间，他积累了国际视野和药物研发经验。“诺和诺德高度重视企业与员工发展的和谐统一与共同进步，”他说道，“这种长期主义的观念，是我汲取的最宝贵理念。”

然而，随着时间的推移，他愈发感受到国内医药产业的蓬勃发展和未被完全满足的临床需求。这种使命感促使他做出了回国的决定，希望将自己在国际上学到的先进知识应用到国内研发实践中。

加入恒瑞医药后，梁波博士体会到了本土企业在创新研发上的决心和投入。他提到，恒瑞医药在代谢领域的临床开发策略上明确将满足未被满足的临床需求作为首要目标，并致力于源头创新和First-in-Class药物的研发。

在谈到未来规划时，梁波博士表示恒瑞医药将继续加大在代谢领域的投入，通过整合靶点、临床新适应症等多方面的资源，推动源头创新和First-in-Class药物的研发。同时，公司也将加强与国内外研究机构的合作，共同推动代谢领域的研究进展和成果转化。

梁波博士总结道，恒瑞医药在代谢性疾病领域的战略规划和研发方向始终坚持以患者为中心的理念。通过理解疾病的病理生理机制、探索创新点、提升患者便利性等措施，恒瑞医药旨在为广大患者提供更加精准且高效的治疗方案。

展望未来，梁波博士对代谢性疾病新药研发和临床试验充满期待，他希望更多研究者、企业和患者共同参与，推动医疗事业的发展。

钱镭博士：

信达生物差异化聚焦中国代谢临床科学

信达生物自2011年创立以来，已成功推出14款产品。尽管初期以肿瘤药为主，但如今，其综合产品线研发部门的负责人钱镭博士对公司在心血管代谢领域的发展充满信心。

撰文｜毛冬蕾

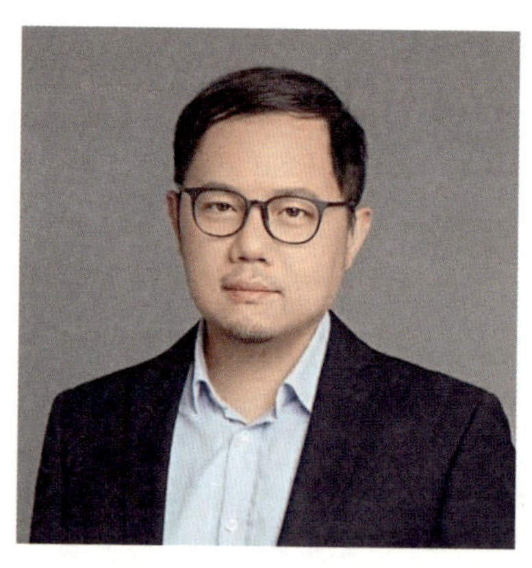

钱镭博士

信达生物制药集团高级副总裁

在代谢领域，信达生物已有5款临床阶段产品。其中，首款上市产品托莱西单抗作为国内PSCK9靶点的开创性药物，已成功在2023年8月获批并在2024年11月纳入国家医保目录。而备受瞩目的玛仕度肽，作为全球同类首个申报上市的药物，凭借其GLP-1R和GCGR双重激动剂的独特性，拥有广泛的适应症和巨大的商业潜力。此外，公司的替古索司他，用于治疗痛风患者的高尿酸血症，预计将在2027年前后完成注册上市。而信达生物正在开发的靶向血管紧张素原（AGT）的siRNA药物IBI3016，用于治疗高血压，已顺利开展Ⅰ期临床试验并取得积极进展。

钱镭博士负责综合疾病管线（代谢，免疫和眼科）新药临床开发，如医学科学战略、临床运营、医学事务及综合产品线布局和管理。钱镭博士是上海交通大学医学院内科学博士。2018年加入信达生物，负责综合产品线领域创新产品临床开发，推动多个创新分子进入注册临床及获批上市。在上海交通大学第一人民医院担任主治医师期间获国家自然科学基金资助和中华医学科技奖三等奖；信达工作期间被纳入闵行领军人才，上海市东方英才（拔尖人才）计划。

加入信达生物前，钱镭博士先后在礼来中国担任临床研究医生和糖尿病领域医学总监，负责代谢领域多个分子的医学事务和临床研发工作。拥有超过30项以上的临床研究经验（含MRCT），领导超过10个创新分子转化，推动超过5个分子进入注册研究阶段，其中一个已上市。

钱镭博士表示，至此，信达生物已全面覆盖高血脂、高血糖、高血压、高尿酸及痛风等“四高”领域，成为为数不多在代谢性疾病领域上实现全方位覆盖的公司。特别是玛仕度肽，不仅对肝脏脂肪有疗效，还能改善血压、血脂、血尿酸和血糖水平，被信达生物视为其在代谢领域的基石产品。

玛仕度肽临床开发全球新靶点，走中国自己的路

作为一款减重降糖的双靶点药物，玛仕度肽要面对跨国巨头礼来和诺和诺德的先发优势。信达生物专注于提升玛仕度肽的差异化，力求脱颖而出。由于中国临床实践、患者特点及治疗需求与国外差异显著，钱镭说，信达生物在目前专注于大中华区，因而可以更精准聚焦并满足中国患者需求。玛仕度肽临床开发启动时，就明确了建立最适合中国人的减重和降糖产品的核心理念。

在玛仕度肽的开发过程中，团队特别注重细节优化，以确保产品更贴合患者实际需求。针对国内外患者平均体重相差20公斤的差异，研发人员充分考虑中国患者的特点，力求打造符合他们需求的产品。与竞品相比，信达生物设计了更简洁的2～3步滴定方案，确保患者短短两个月内达到并维持有效治疗剂量。钱镭博士说，滴定步骤滴定设计需要想象力，过快或间隔过大都容易产生不良反应，而太慢的滴定可能导致医生和患者消磨掉耐心，影响长期应用的信心，必须在中间取得平衡。

当前简捷的滴定方案不仅缓解了商业化生产开发多种规格的压力，使医生和患者更容易接受，且未影响药物疗效和安全性。在“in China for

China”的战略框架下，信达生物研发的玛仕度肽6毫克剂量疗效显著，安全性良好，注册阶段数据展现出全面的优势，减重高于竞品的同时还能显著降低脂肪肝、尿酸等。

目前，玛仕度肽头对头大剂量度拉糖肽治疗2型糖尿病的Ⅲ期临床试验也已达成研究终点，玛仕度肽展现出显著优效于度拉糖肽的降糖疗效，并在减重、心血管代谢指标均展示出了更优越的综合获益。

中国首个本土PCSK9抑制剂

托莱西单抗作为中国首个本土PCSK9抑制剂，见证了信达生物在代谢领域创新药的早期探索与创新。除了参考了全球已上市产品的成功研究经验，信达生物更结合中国监管和临床实际情况做了许多开创性工作。比如，在国内率先全面执行了ICH E1的安全性样本量要求；同时又考虑到研究成本和注册周期，公司采用定量药理学方法，极大地加速了研发效率。

在适应症选择方面，研发人员将关键注册研究聚焦在了原发性和家族性杂合子高胆固醇血症两个适应症。调研表明，家族性高胆固醇血症杂合子患者治疗反应率好，且我国患病率不低，医学需求未得到充分满足。因此，临床研究开展过程中即得到了专家们的热烈响应。同时信达生物结合我国临床实践和专家意见，制定“中等程度他汀治疗不佳，即可考虑加载PCSK9”的策略，从而极大扩大了患者基数，确保了数据快速收集。

在研究过程中，托莱西单抗又表现出比同类产品更优的半衰期和对LDL-C的压低幅度及维持时间，结合临床一线需求，信达生物设计了2周、4周和6周给药3种方案，并最终均获批准。同时，在临床研究中除了发现托莱西单抗能显著降低LDL-C达70%，托莱西单抗还能有效降低LP(a)水平近50%，这是其区别于其他同类进口产品的重要特点，信达生物也进行了进一步数据发掘，从目前的上市后一线医生的反馈来看，得到了临床极大的认可。

综上可以看出，信达生物即便是对于成熟靶点，也将创新开发体现在了方方面面，做出了自己的特色，挖掘出了亮点。

布局小核酸药物

另一款靶向AGT的siRNA药物IBI3016聚焦高血压领域，目前正在开展Ⅰ期临床试验。钱镭博士说，中国成年人群中高血压问题普遍。尽管降压药物众多，但心脑血管疾病发病率和死亡率仍高，存在较大的未满足的医学需求。他认为，我国以脑梗和脑出血为主，这与血压控制不佳有关，依从性问题是影响血压控制的关键。

siRNA技术为解决这一问题提供了策略。钱镭博士说，信达生物十分重视靶点选择，通过siRNA

技术升级血管紧张素原（RAS系统）等老靶点，既保留原药物的安全性和成熟性，又解决服药不便的问题。信达生物对IBI3016充满信心，不但因为其目前进展位居全球前三，更因其与公司的基石产品玛仕度肽契合度高，玛仕度肽在减重人群中能使血压显著下降，具有开发潜力。在竞争激烈的领域中，信达生物在适应症选择方面有独特的选择战略，希望走一条与跨国公司和其他国内企业不同的路，通过与专家密切合作，以未满足医学需求及市场为导向，以科学为基石，锻炼了公司的战略布局和后续产品开发能力。

“信达生物对中国市场的深刻理解，不仅仅体现在对市场本身的洞察上，更体现在对中国医学需求、中国人病理生理特性的深入把握，以及对中国临床实践的紧密结合。”钱镭博士说，在医疗实践方面，信达生物与国内代谢领域知名临床专家保持紧密的合作关系，共同研发更适合中国患者的药物。

“群狼战术”中的佼佼者

在代谢及相关疾病领域，比起礼来、诺和诺德等，信达生物虽入局相对较晚，但产品线起点高，具有独特的优势。除了传统代谢性疾病药物，还考虑了疾病布局的协同性，如痛风、高血压等也属于代谢相关疾病。为了应对竞争的激烈，信达生物布局了替妥尤单抗，即重组抗IGF-1R抗体注射液，用于治疗甲状腺相关眼病。

钱镭博士认为，替妥尤单抗是信达生物切入内分泌代谢领域的敲门砖，其独特作用和潜力将使信达生物在竞争中脱颖而出，使得信达生物在内分泌代谢领域中迅速建立了独特而高端的公司定位和品牌优势。由于甲状腺领域长期缺乏新药，医生对新治疗药物的渴求十分强烈。信达生物作为全球第二个将甲状腺眼病药物推向市场的公司，备受我国医生瞩目，“他们高度评价了信达生物的研发实力。”替妥尤单抗是信达生物“群狼战术”中的明星产品。基于强大的创新产品矩阵，信达生物将全面布局代谢领域，力争占据市场一席之地。

非肿瘤领域临床开发的独特性

钱博士指出，创新药在非肿瘤领域的临床开发战略与肿瘤药物相比有其独特特点。非肿瘤领域试验设计要求日益严谨，比如在非肿瘤领域的临床开发中，安全性是首要考虑，监管要求也更为严格，需要提供更多临床数据和证据支持上市申请，需要长期随访和大样本量来确保药物的安全性和有效性，包括ICH E1关于慢性非致死性疾病的安全性样本量的要求也已经全面执行。

另外，临床终点选择也呈现多样化，除了事件驱动的硬终点和客观的替代终点之外，也包括生活质量改善、症状减轻等主观量表，这需要精细考虑患者需求和疾病特点，与肿瘤领域相对固定的核心指标形成鲜明对比。如皮肤病的研究终点往往依赖量表和问卷评估，这增加了研究的操作难度。

钱博士还提到，非肿瘤领域的临床开发正面临着资本驱动的转向，代谢和慢性疾病等非肿瘤领域成为新的投资热点。同时，市场竞争也日益激烈，小企业需要寻找创新策略。

因此，研发者需要不断创新，提高开发效率。对于小型企业而言，非肿瘤领域的药物开发仍然面临开发周期长、成本高的挑战。需要采取更加务实的开发策略，如先实现概念验证，再考虑联合开发或授权许可，以降低风险、控制成本。

最后，钱博士强调，在以患者为中心、以临床结局量表驱动的临床试验设计理念下，信达生物应在糖尿病和代谢性疾病临床试验中深入贯彻这一理念，确保试验设计更加贴近患者的实际需求。

“以患者报告为结局”需生态共建

钱博士认为，目前中国在践行“以患者为中心”的理念方面，主要借鉴国际经验，尤其参考FDA推荐的PRO（患者报告结局）量表。这是因为FDA的ODAC（Oncologic Drugs Advisory Committee，肿瘤药物咨询委员会）等机制透明公开，常邀请患者组织参与；中国虽然在罕见病领域已有较成熟的患者组织，但在糖尿病、高血压等慢病领域，患者组织的代表性仍显不足，难以形成有效发声。

他介绍道，鉴于此，短期内跟随FDA的做法对信达生物来说较为现实。同时，信达生物还面临着话语权问题，许多量表源自海外，需要购买版权，这反映了国内在量表开发上的不足。因此，企业、学术界和监管机构应共同努力，建立适合中国的测评体系。

在研发过程中，信达生物发现在使用减重药物时，患者因疗效过好或达到理想体重而脱落。这提示科研人员，患者认可的终点可能与传统量表存在差异，需要考虑个体差异。然而，考虑到个体差异，申办方和研究者仍需开展更多临床研究，以获取充分的数据和证据。监管部门可据此不断完善研发指导原则。

“要真正推动这一变革，需要支付体系的引导、患者组织的建立以及业界、学术界和监管机构的良性互动，三者缺一不可。这将是一个长期的过程，需要各方共同努力。”他说。

信达生物代谢管线未来发展展望

钱博士对信达生物在代谢的未来展望充满信心。他认为，玛仕度肽作为信达生物的重要产品，业界高度关注，且具备良好的商业化前景。信达生物有两个主要思考方向：一是巩固玛仕度肽等优势产品的地位，通过生命周期管理持续拓展适应症、提升商业化能力；二是对新靶点项目选择保持高门槛，深入思考、独特见解，不盲目跟风，只在充分评估后跟进，选对路上好车。

信达生物临床研发团队正在逐渐成熟，策略制定的方法学也日臻完善，基于对靶点生物学以及未满足医学需求以及市场潜力的综合理解做出布局，对代谢领域新产品推出充满信心。这些新品种预计年底前陆续进入临床阶段，不仅在中国开发，还将带到海外。信达生物倾向于精准把握开发节奏与长远规划，致力于在战略布局中抢占先机，并以宏观趋势视角统筹全局。

在非肿瘤药物研发领域，信达生物涉足广泛，包括代谢、免疫及眼科等，其他领域和适应症同样面临挑战。如替妥尤单抗治疗甲状腺突眼，信达生物是本适应症全球第二个进入注册阶段企业。在国内，信达生物在临床研发的很多方面是破冰者，为后来者开辟道路也建立了标准。钱博士表示，虽然临床研究项目增多，但对研究的敬畏之心日益增强，信达生物在这些领域还处于初级阶段，需要学习和探索。

钱博士强调，慢性非致死性疾病是国家健康体系的“压舱石”。虽然肿瘤是当前重大医疗需求，但也必须考虑中国主要致死原因依然是心脑血管疾病，思考如何解决数亿老百姓的看病问题，尤其是慢病领域的创新药需求是重大课题。国内企业在其中扮演至关重要角色，如果无法研发出创新药，国家对慢性疾病的管控很难实现重大突破。

他认为，大型制药企业必然拥有丰富产品管线，涵盖肿瘤治疗及多种其他疾病治疗领域。信达生物怀揣远大志向，不满足于成为“小而美”的专业化公司，目标是未来在肿瘤及多个疾病治疗领域都能占据一席之地，拥有核心竞争力的产品，发展成为具有显著行业影响力的企业。信达生物将不断学习、探索和创新，以在竞争激烈的市场中占据独特位置，实现长远发展。

从医者初心到信达综合产品线负责人

钱博士职业生涯的启蒙起点始于1999年冬天的河南医科大学二附院，那时他开始了本科阶段的临床实习，并有幸遇到了对他影响深远的张苏河教授。张教授不仅是医院的大内科副主任、内分泌科科主任，更是一位以身作则、心怀患者的医者。她对学生的言传身教，如明灯般照亮了他的职业道路，他在选择攻读研究生时，毫不犹豫地选择了张教授作为导师，走进了内分泌领域。

在上海交通大学医学院瑞金医院攻读博士期间，一位甲状腺突眼患者的遭遇令他深受触动。著名内分泌专家罗敏教授曾叮嘱：“你要关注这个领域的创新药研发，已有太久没有新药面世。”这句话他铭刻在心，也坚定了他投身甲亢突眼新药开发的信念。

2011年，他选择了离开学术界，进入工业界。在礼来，他负责了一个国际多中心的上市后研究，全程推进工作，不仅在学术和商业上取得成就，也为他的职业发展奠定了坚实的基础。

2018年，他怀揣着将创新药从临床前带到临床的愿望加入信达生物，尽管那时候发现慢病领域中国临床转化医学还有各种问题，但幸运的是，信达生物在他加入时产品线布局已有良好基础，他和团队一起努力，将新颖分子推进到各期临床试验。

钱博士认为，开放心态和耐心以及战略定力是快速融入新领域并取得最终成就的关键。在做项目时，他学会判断困难的性质，务实的先解决问题，并坚持长期主义，在稳健性与创新性之间找到平衡。对于在Biotech承担更大责任的压力，钱博士表示不担心。他作为医生出身，做决策时会分清主次，制定好风险和预案，一旦做出决策，就会坚定执行，并勇于承担责任。

“信达生物坚持创新、有自己的临床开发战略计划、快速高效的执行力，特别对医学科学临床人才极度重视。新药开发是科学性和战略性的问题，需要勇于担当，善于复盘。”钱博士对信达生物的未来充满信心。

余强博士：

十年铸就倚天剑，森格列汀研发故事

糖尿病治疗药物领域迎来了一位新成员——盛世泰科研发的新一代高选择性DPP-4抑制剂，森格列汀。作为这款创新药物的研发领军人物，盛世泰科的创始人余强博士，用十余年时间，书写了一段关于坚持与超越的研发故事。

撰文｜毛冬蕾

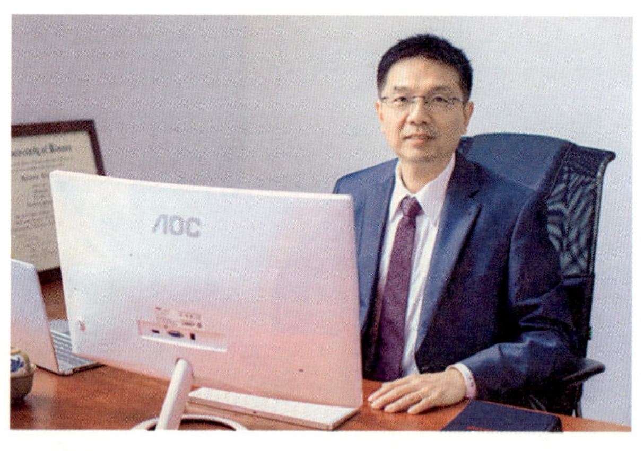

余强博士

盛世泰科创始人、CEO

余强与糖尿病药物研发的结缘，可以追溯到他在北京大学化学系的求学岁月。那时，他师从中国有机化学的奠基人邢其毅院士，邢院士是人工合成牛胰岛素的学术领军人物，在邢院士的影响下，余强对糖尿病药物研发产生了浓厚的兴趣。

北京大学毕业以后，余强赴美深造，在堪萨斯大学（The University of Kansas）获得了化学博士学位，并于2006年在美国创立公司，专注于提供药物研发的片段分子。2010年决定回国创业时，他选择了代谢这个领域，立志要研发出一款更好为我国糖尿病患者带来临床价值的创新药物。

森格列汀突破传统DPP-4

DPP-4抑制剂是治疗糖尿病的重要药物类型，自2006年默沙东推出全球首款DPP-4抑制剂西格列汀以来，便成为糖尿病新药研发中的热门靶点。

对于糖尿病患者来讲，余强博士说，DPP-4抑制剂就像人体里的“血糖守护神”。人体里有一种叫作DPP-4的酶，它像一个魔法棒，主要负责调节两种对降血糖至关重要的信使——GLP-1和GIP。这两种信使原来是负责向身体传递“血糖升高了，快释放胰岛素来降糖”的信号，如果DPP-4酶不合时宜地去施展“魔法”，这些信使会被快速灭活，身体也就接收不到足够的降血糖信号了。而DPP-4抑制剂，是专门来掌控这个魔法棒的守护神，它能把DPP-4酶抑制住，让其无法再破坏那些信使，从而确保GLP-1和GIP顺利传递降血糖的信号，让身体及时释放胰岛素，降低血糖。

• DPP-4抑制剂缓解或治疗T2DM病理缺陷

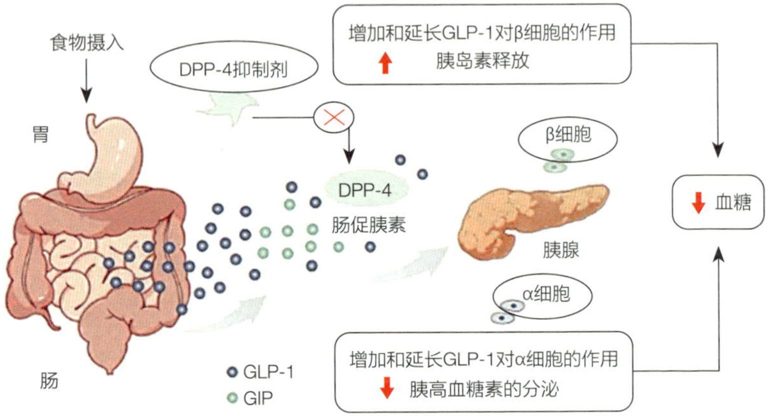

食物摄入
DPP-4抑制剂
增加和延长GLP-1对β细胞的作用
胰岛素释放
胃
β细胞
DPP-4
肠促胰素
血糖
胰腺
α细胞
肠
GLP-1
GIP
增加和延长GLP-1对α细胞的作用
胰高血糖素的分泌

DPP-4抑制剂的作用机制

2013年前后，几个进口的列汀类药物相继在国内上市销售，也随之打开了国内DPP-4抑制剂的巨大市场。随着药物的临床医学推广，越来越多医生和患者了解到了DPP-4抑制剂的治疗优势，于是国内药企也开始积极布局。余强博士回忆，当时国内已经有10余家药企将各自的国产列汀类新药推进到临床试验阶段。面对如此激烈的竞争环境，他坚信只有不断创新，才能在激烈的竞争中脱颖而出。

余强博士的创业研发之路，始于他在美国创办公司时对DPP-4抑制剂药物市场的剖析和对同类药物的研究。他发现，尽管已上市的药物在临床上取得了不错的疗效，但仍存在一些不足之处，如药效和不良反应的控制等方面。于是，他决定从分子结构的源头入手，寻找一种更优的DPP-4抑制剂。

经过多次尝试，余强博士终于在其他列汀分子结构的基础上找到了改进的方向，使得新的化合物在DPP-4抑制作用上更强。随后，他借助当时国外自己公司的平台设计出了20余种经过调整的DPP-4抑制剂片段分子（前体化合物），并对外销售。这些片段分子为国外一线科研人员提供了DPP-4抑制剂新的研发思路，余强博士也从临床反馈的信息获得创新灵感。

但销售片段分子并非余强博士的最终目标，他更关心的是这些片段分子中，哪一个最有可能成为下一代DPP-4抑制剂的组成部分。余强博士找到了在当时条件下结构最优的DPP-4抑制剂化合物，也就是森格列汀的前身。

然而，从前体化合物到先导化合物，再到临床前研究、临床研究，还有很长的路要走。余强博士深知，单凭自己的力量是远远不够的，他需要一位经验丰富的合作伙伴。于是，他找到了自己的北京大学同班同学，曾独立完成数十个国家级新药研发和申报工作的丁炬平先生。

在二人联手下，森格列汀的临床前研究迅速推进。余强博士介绍，他们在Ⅰ期临床试验便进行了森格列汀与已上市同类最优产品的头对头比较研究，涵盖了药效、安全性、药代动力学、毒理、病理等多个方面。结果显示，森格列汀在各项指标上均优于对方。这一结果让余强博士对森格列汀的信心更加坚定。

森格列汀临床试验“免二进三”

2018年初，盛世泰科启动了森格列汀的Ⅰ期临床试验。在18个月内，他们完成了5项Ⅰ期临床试验，全面评估了森格列汀的安全性、耐受性以及药代动力学/药效动力学特征。试验结果显示，森格列汀具有良好的安全性和药代动力学特征，其DPP-4抑制能力在摄入量达到50毫克时，就可以很好地降低糖化血红蛋白。而且，森格列汀服药后1～2小时即可达到血药浓度峰值，并有更长的药物半衰期，能够持久地维持稳态降糖效果。

在安全性方面，森格列汀的表现更是令人瞩目。余强介绍，在Ⅰ期临床试验中，他们未发现森格列汀对患者身体有不良影响。对于需要长期服药的糖尿病患者来说，这无疑是一个巨大的喜讯。

由于森格列汀在临床前研究和Ⅰ期临床试验中表现出色，2019年9月，该药获得国家药监局药品审评中心的正式批复，豁免Ⅱ期临床试验直接进入Ⅲ期临床试验。这一决定不仅开创了DPP-4抑制剂临床试验“免二进三”的先河，也为森格列汀的加速上市奠定了坚实的基础。

在Ⅲ期临床试验中，盛世泰科在我国开展了两项关键性试验，分别评估森格列汀单药治疗和联合二甲双胍治疗2型糖尿病的疗效和安全性。两项试验共入组了约1000例2型糖尿病受试者，结果显示，森格列汀在降低糖化血红蛋白（HbA1c）方面效果显著。同时，两组试验数据中均展现出，针对更高血糖水平的患者，糖化血红蛋白下降的幅度更高。

除了优异的降糖效果之外，更难能可贵的是，森格列汀在后28周100毫克剂量组（高剂量组）与安慰剂组的对比中，不良反应发生率与安慰剂组相似，其安全性进一步解决了已上市产品中常见的不良反应。

森格列汀单药能提高T2DM患者HbA1c达标率

这项试验是在疫情时艰难进行的。余强博士至今仍记得，在招募患者和推进研究的过程中，发生了几个难忘的事儿。在Ⅲ期临床试验开展期间，由于疫情一些区域的研究中心无法正常进行药物运输，导致许多受试者的临床用药难以按时到达。

为此，公司的临床研究人员迅速行动，分头联系其他城市的研究中心，通过冷链运输的方式将药品运至这些受影响的地区。随后，又通过人肉接力的方式，将临床用药亲手送到受试者手中。这一系列的努力不仅保证了受试者的持续治疗，也为Ⅲ期临床试验带来了优异的数据表现。

森格列汀单药治疗24周时HbA1c<7%
的患者比例是安慰剂组的近3.5倍

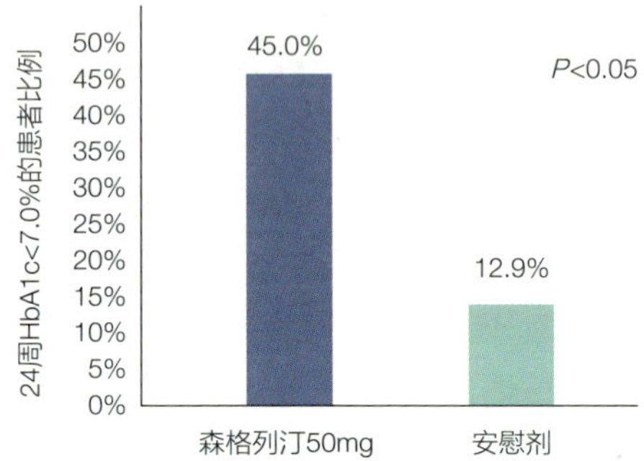

森格列汀单药治疗24周时HbA1c<6.5%
的患者比例是安慰剂组的近10倍

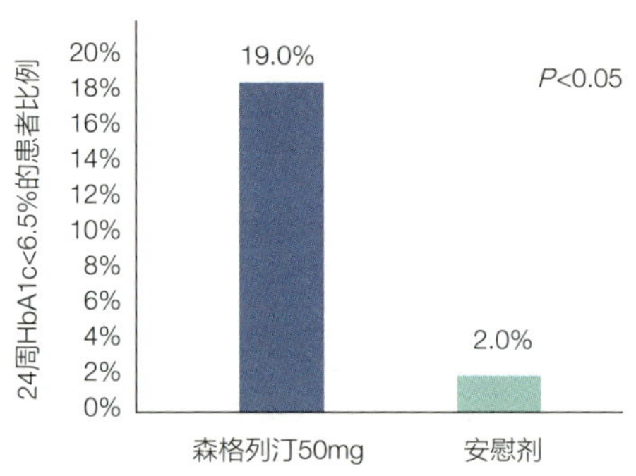

在试验过程中，有的患者所在村或社区因疫情“只进不出”，这使得患者无法前往医院进行随访。面对这一困境，研究者、研究护士以及临床研究协调员（CRC）挺身而出。他们前往患者家中仔细监测患者的生命体征、体格状况、血糖水平等，详细询问患者的病情、用药情况以及健康状况。这一切都是为了确保患者能按照试验方案的规定开展随访，从而保障患者的健康和试验的顺利进行。

他还提到，试验期间需按时完成EDC系统（Electronic Data Capture，电子数据采集系统）的数据录入，并对录入的数据进行严格监查。然而，CRC与CRA（Clinical Research Associate，临床研究监察员）经常被管控于不同研究中心，往往只能趴在走廊里简陋的小凳上办公。尽管工作环境恶劣，他们仍坚持高效地录入并审核数据，确保试验结果的及时性和准确性。

森格列汀获批上市及未来蓝图

经过严格的审评程序，2024年12月1日，森格列汀的上市申请终于获得国家药品监督管理局的正式批准，用于治疗2型糖尿病。这一刻，余强博士心中的激动难以言表。他回忆道："那一刻，我终于看到了自己多年来的努力有了结果。药物研发需要耐心、毅力和坚持。例如，DPP-4这个蛋白从发现到第一个靶向药研发成功用了近40年的努力。但是，当我看到森格列汀成功获批，能够为糖尿病患者带来帮助时，所有付出都是值得的。"

余强博士还表示，他感谢国内临床专家和团队中的每一个人，是他们的共同努力和付出，才让森格列汀得以成功上市。他也特别感谢国家为生物医药创新营造了一个极为有利的环境。

预计到2030年，DPP-4抑制剂在中国将突破300亿元的市场规模。余强博士介绍，展望未来，2025年将是森格列汀上市销售的关键一年，其中重要的一环便是面对医保谈判。他希望医保谈判在兼顾患者支付能力的同时，还能考虑创新药的品质及患者的获益率。对于高品质新药，需要给予其足够的利润空间来满足创新企业的持续发展，以让患者持续获益。

同时，余强博士还透露，公司2025年将继续推进资本市场的IPO进程，完成上市前的最后一轮融资。在资本的助力下，盛世泰科将加速森格列汀商业化的布局，以及后续创新管线的推进，实现公司“由点及面”的发展。

森格列汀的研发故事，是余强博士和他的团队用十余年时间书写的征程，有创新、有突破、有坚持、有乐观，更有感动。最后，以余强博士的诗歌献给所有在新药研发征途上奋斗的人们，共勉之。

森木各天籁，列彩登殿堂。

晨曦照云汀，盛世迎朝阳。

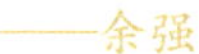

受试者故事

邂逅临床试验，点亮“瘦身”希望之光

对于那些仍在与肥胖作斗争的朋友们，这位受试者想说：不要害怕，不要犹豫。只要有决心，付诸行动，改变就一定会到来。

撰文｜周　新

曾经，他深陷肥胖的泥潭，每年体检报告单上那一串串异常的指标如同刺眼的红灯，不断警醒着他。他的BMI指数一路攀升，从25跃升至30+，脂肪肝也从轻度悄然变化为中度，血压也跨过了正常的门槛，迈入了高血压的行列。夜晚降临，他沉重的鼾声不仅扰得枕边人难以入眠，更让他自己因大脑缺氧而睡眠质量大打折扣，第二天的精神状态也因此受到影响。在穿衣打扮上，他只能选择大码衣物，色彩也局限于沉闷的黑色系，生活的方方面面都仿佛被肥胖这一沉重的负担压得喘不过气来。

从不安到期待的过程

然而，命运之神似乎并未将他遗忘。他有幸参与了一项改变他人生轨迹的减肥药物临床试验项目，如同曙光穿透乌云，给他的生活带来了转机。

当他最初获知这个减肥临床试验项目时，内心充满了期待与不安交织的复杂情绪。期待的是，这或许是他摆脱肥胖束缚、开启全新生活的难得契机；不安的则是，对试验的未知流程和可能带来的结果感到几分忐忑。然而，在深入了解项目详情后，他渴望改变的决心最终战胜了所有顾虑，毅然报名参加了试验。

项目启动之初，医护人员对他进行了全面而细致的身体检查，根据项目要求列出了详尽的检查项目清单。检查结果的数据如同一面镜子，让他直观且清晰地看到了自己身体的真实状况。望着体重、血脂、血压等远超正常范围的指标，他心中五味杂陈。但医护人员那温暖的笑容和鼓励的话语，如同春风拂面，让他相信只要积极配合治疗，一切都有转机，坚持下去定能瘦身成功。

进入试验阶段后，研究人员结合他的实际情况，科学合理地制定了个性化的饮食和运动指导方案，并对用药的剂量、注意事项等进行了详尽的沟通和指导。为了取得理想效果，他严格执行规定的饮食、运动、用药方案。在饮食上，他不再随心所欲，而是参照饮食手册，精心搭配每一餐，确保营养均衡。

起初，这种饮食的转变让他倍感不适。曾经钟爱的高热量、高脂肪食物都被列入了“黑名单”，取而代之的是清淡的蔬菜、优质蛋白和复杂碳水化合物，而且每餐的摄入量也大幅减少。面对饥饿感的侵袭，他只能依靠坚强的意志力去坚持。然而，随着时间的推移，他发现肠胃不再因为过度进食而感到难受，反而有了一种前所未有的轻松和舒适。

对于长期缺乏锻炼的他来说，运动无疑是一项巨大的挑战。起初，只是简单的几分钟有氧运动，就让他气喘吁吁、汗流浃背。但在医护人员的鼓励下，他明白减肥不能光靠控制饮食，还需要加强运动。于是，他逐渐增加了运动的强度和时间，每周定期进行跳绳、慢跑、爬楼梯、打羽毛球等多种运动的组合。每一次突破自己的极限，每一滴挥洒的汗水，都让他体会到了坚持的力量和喜悦。

在药物使用方面，刚开始他还需要一段时间的自我心理建设才能进行药物注射。期间，医护人员的远程指导和关怀给了他很大的帮助。后来，他逐渐熟练起来，能够自己完成注射，并做好相关的记录。在这个过程中，他的心理状态也发生了显著的变化。曾经因为肥胖而产生的自卑和焦虑情绪，随着项目的推进慢慢得到了缓解。他开始重新审视自己，不再仅仅盯着体重秤上的数字，而是更加关注身体的感受和健康的变化。

每个月的定期回访中，他与医护人员的深入交流，与其他参与者的经验分享，都让他感受到自己并不孤单。大家都在为了同一个目标而努力奋斗。随着时间的推移，他逐渐看到了令人瞩目的成果。体重稳步下降，衣服变得越来越宽松，身体的线条也逐渐变得清晰起来。身边的朋友和家人对他的变化感到惊叹不已，纷纷给予赞扬和支持。这更加坚定了他继续坚持下去的信心。

重塑自我的收获

在整个减肥临床试验项目中，他不仅收获了身体上的蜕变，更重要的是，学会了如何正确对待饮食和运动，如何以积极的心态面对生活中的挑战。他深刻体会到，健康不是一朝一夕就能达成的，而是需要长期的坚持与努力。回首这段经历，他心中满怀感激。感谢这个减肥临床试验项目给了他一次重塑自我的机会，感谢医护人员和专家们的耐心指导，更感谢自己在困境中没有轻言放弃。他深知，这只是一个新起点，未来的路还很长，但他有勇气继续保持在这个临床项目中养成的健康生活方式，迎接更美好的人生。

参加临床试验项目，不仅是一次勇敢的尝试，更是一段促进个人成长与为医学贡献力量的旅程。在这个过程中，他学会了如何运用科学方法更好地照顾自己，同时也亲眼见证了科学研究如何一步步揭开疾病的神秘面纱，为人类的健康带来实实在在的福祉。

每一位参与者的独特故事，都是医学进步史上不可或缺的一页篇章。对于那些仍在肥胖中努力挣扎的朋友们，他衷心地说，不要害怕挑战，不要犹豫不前。只要有坚定的决心，有实际的行动，改变就一定会如约而至。勇敢地迈出那关键的第一步，去探索、去寻找适合自己的减肥之道，这将改变你自己的生活，也将为社会带来积极的影响。

（本文受试者为化名，并经其同意授权发表）

爱的旅程：降糖药临床试验为李阿姨点亮希望之光

这个糖尿病药物临床试验项目，让每一位参与者都体会到了温情与鼓舞，也让我们看到了医学的前沿进展，以及人性中最耀眼的光辉与美好。

撰文｜陈倍萱

在一个风和日丽的春日午后，李阿姨坐在自家的小院里，手中轻柔地摩挲着一张泛黄的老照片，那是一帧记录了她年轻时与家人欢声笑语的珍贵画面。年轻时的她笑容灿烂、无忧无虑。可两年前，老伴因肾衰竭离世，只剩她一人独自面对晚年生活。欣慰的是，两个子女在南方打拼而且事业有成，虽每年仅在春节团聚，却始终是她最大的骄傲。岁月不仅在她脸上刻下皱纹，也在体内悄悄埋下了名为“糖尿病”的隐患。

对这个疾病，李阿姨并不陌生，因为她的老伴患有由糖尿病引发的肾病。早些时候，由于缺乏相关知识，全家人都爱吃甜食且没有注意控制摄入量，导致两人体重显著增加，却没有体检，直到老伴出现肾衰竭的症状，才意识到问题的严重性。

临床试验一扫心中阴霾

在给老伴看病的时候，李阿姨也确诊患上了糖尿病，从此她的生活发生了翻天覆地的变化——饮食受限、定期监测血糖、每天服药，这些已经成为她生活的常态。但即便如此，病情还是时好时坏，让她倍感焦虑与无助。尽管儿女们都十分孝顺，主动提出要为李阿姨治疗疾病，但她心里却满是不愿给孩子增添负担的想法。李阿姨只希望在医保范围内选择药物，以减轻儿女的经济压力。然而，随着时间的推移，她发现那些医保内的药物效果已逐渐减弱，这让她不禁感到忧虑与无奈。当然，她也试过各种秘方、偏方，好在知道要看血糖水平判断效果，很快就识破了那些骗人的把戏。

正当李阿姨陷入绝望之际，一则新型糖尿病药物临床试验的消息如同一缕温暖的阳光，穿透了她心中的阴霾。这个项目由国内知名的医疗研究机构发起，旨在探索一种创新的糖尿病管理方案，通过个性化治疗计划、先进的血糖监测技术以及心理支持服务，帮助患者更好地控制病情，提高生活质量。

起初，李阿姨对该项目持怀疑态度，毕竟她已尝试过多种治疗方法，效果并不理想。后来，远在外地的儿子专门查阅了项目资料，又咨询了读医科的同学，则打电话告诉她：该研究项目真实可靠，主持专家为国内该领域权威，项目介绍也十分有说服力。

专业团队打消心中顾虑

在家人的鼓励下，她决定给自己一个机会，报名参加了这个试验项目。项目团队的专业性和热情很快打消了她的顾虑。从第一次咨询开始，李阿姨就感受到了前所未有的关怀与尊重。医生耐心地询问她的病史、生活习惯，甚至家庭情况，力求为她量身定制一个最适合的治疗方案。在研究过程中，还有一群专业的人员，即临床试验协调员（CRC），他们耐心细致地为患者解释各种医学术语，明确告知采血地点以及医院取药的具体时间，极大简化了患者就医的流程。

最让李阿姨感到惊喜的是，项目引入了最新的连续血糖监测系统（CGM）。这个小小的设备就像贴身小护士，24小时不间断地监测她的血糖水平，并通过手机APP实时反馈。这样一来，李阿姨不再需要频繁地扎手指测血糖，大大减轻了她的痛苦和不便。更重要的是，通过数据分析，医生能及时调整治疗方案，确保血糖控制在理想范围内。有几次她的血糖升高了，自己还未察觉，CRC就已经及时打来电话提醒她了。自从启用了这个监测系统，李阿姨的饮食、用药以及每天的活动量都有了科学的指导，从而能够始终保持血糖在理想的范围内。

除了医疗设备，项目还非常重视患者的心理健康，特别开设了定期的心理辅导课程，帮助李阿姨学会了如何正视疾病、调整心态，以积极面对生活中的种种挑战。这些课程是与病友一起参与的，课后还有专门的一对一答疑环节。李阿姨发现，原来自己并不孤单，有许多和她经历一样的人，在同一条路上，共同努力。

在小组分享会上，大家相互鼓励，分享各自的经验与心得，那份同病相怜的温暖与力量，让李阿姨感受到了前所未有的希望。她也乐于与病友分享自己的经历和经验教训，让他们少走弯路，提醒他们不买那些虚假宣传的保健食品。

重拾生活乐趣与信心

经过几个月的参与，李阿姨的病情得到了显著改善。她的血糖水平稳定了许多，不再频繁出现低血糖或高血糖的紧急情况。更重要的是，生活质量有了质的飞跃。她可以更加自由地选择食物，不必再为每一餐的热量计算而焦虑，CRC教会了她怎么计算每日摄取的总热量，还有要配合的运动量；她可以参与更多家庭活动，享受与家人的欢乐时光；她甚至重拾了年轻时对园艺的热爱，在自家的小院里种满了鲜花和蔬菜，生活充满了色彩与生机。

“这个项目不仅给了我健康的身体，更重要的是，它让我重新找回了生活的乐趣和信心。”李阿姨在一次项目总结会上动情地说。在医生办公室和CRC的桌子上，各自摆着一盆五彩椒，是李阿姨亲手种的，医生们也愿意指着鲜艳的小辣椒，讲她的故事，鼓励更多糖尿病患者加入临床试验项目，共同探索更健康、更美好的生活方式。

如今，每当有人问及李阿姨的病情，她总是微笑着回答：“我的血糖很稳定啊，完全不用焦虑啦。有幸参与了这个改变我命运的临床试验项目，我相信，无论面对多大困难，只要我们不放弃，总会有希望的光芒照亮前行的路。”

这个糖尿病药物临床试验项目，不仅是一项医学研究，更是一场关于爱与希望的旅程。它让每一位参与者都体会到了温情与鼓舞，也让我们看到了医学的前沿进展，以及人性中最耀眼的光辉与美好。

（本文受试者为化名，并经其同意授权发表）

一位1型糖尿病患者与青苹果：临床试验的不解之缘

很多人都认为，糖尿病应该是老年人才有的“专利”。然而，今天故事的主角却是一位年轻的1型糖尿病患者。大概正是因为年龄相近，我们才有更多共同的话题，从而结下了深厚的友谊。

撰文｜李珍珍

入行将近8年，我接触的第一个临床试验就是糖尿病药物，涵盖了1型、2型患者。这期间，我见过各式各样的糖尿病患者，男女老少，每一位都留下了深刻的印象。今天，我想分享一个特别的受试者故事，一位因项目而结缘，并一直保持联系，从而结下了深厚友谊的患者。

可以想象，小郭在如此年轻的年纪就患上糖尿病，这对她来说无疑是沉重的打击。在本应无忧无虑的年纪，却不得不频繁往返医院，不能肆意放纵地吃自己喜欢的糖果、蛋糕等甜食。虽然害怕，但她仍然要学会克服恐惧。这些患者每天都要经历几次，悄悄地将降糖药的针扎向自己的肚子、胳膊或大腿。

不仅如此，随着年龄增长，疾病还给他们的社交、学习、工作和生活带来诸多不便。平时不能随意地跟朋友们享受美食，血糖的波动让他们精力体力都不够，不能跟别人一样在运动场尽情奔跑，甚至考试想熬夜都力不从心。这些种种不便，让不少1型糖尿病患者变得非常敏感，甚至是自卑。

新入职CRC：与患者初次相遇

那一年，我从前辈手中接手了一个国际知名药企的长效胰岛素临床试验项目，也结识了这位在组的1型糖尿病受试者小郭。因为我也是刚加入这一领域的新人，回想起来，当时心里也是很忐忑不安的。

我们的第一次相遇是在病房里。我看到了身材纤瘦、面色苍白，手捧一个青苹果的女孩。她见我进屋，赶紧说："吃了这个苹果，我会吃少一点儿饭，这样就不会让血糖升高了。"这一下子就改变了我对1型糖尿病患者饮食毫无节制的固有印象。多年以后，每回想到小郭，我总是想到那个青苹果，似乎还能隐约闻到一丝淡淡的苹果香味。

小郭是一位乐观向上、积极工作、努力生活并不断学习的女孩子。聪明伶俐的她能够快速理解并掌握医生的指导，认真地填写日志卡，按时注射试验药物，配合临床试验的各项流程。面对这样的患者，作为临床研究协调员（CRC）的我意识到不能仅仅把她当作一位患者对待，除了要给她足够的关心之外，还要让她感受到尊重和平等。

一般来说，临床试验的随访和检测都安排在工作日，但她很难请到假。她告诉我，小时候因病错过了不少学习时间，高考成绩不理想，也不愿给家里增添负担，于是放弃复读，只考取了大专。毕业后，她好不容易才找到一份相对轻松的工作，虽然偶尔需要加班，但至少能在周末按时休息。

于是，我去找医生沟通，希望给小郭开绿灯，安排她周末随访。虽然这样我也要周末来医院，但我没有表现出不耐烦，她却一直为此感谢着我。平时有任何问题，随时来电话，我都给她提供力所能及的帮助。即使在常规访视之外，后来她看病的过程中，如果有任何需要，我也会毫不犹豫地帮忙。

我平日会定期与她联系，关心她的工作和生活，询问用药情况及是否有不适。一旦小郭在用药后出现新症状，我就会及时帮助她与研究医生沟通协调。随着接触糖尿病患者的经验增多，我发现当患者呼气或口腔中出现类似苹果的果香（这是由于体内酮体，主要是丙酮，经呼出气体带来的气味）时，往往提示酮症酸中毒风险升高。因此，我会格外留意她描述的每一个细微变化，以便及时采取应对措施。

在项目结束时，她的血糖控制得很好。小郭非常感谢医生们和我的帮助，并给我亲手写了一封感谢信。这是我用了微信后，收到的第一封手写的信函。这么一想，小郭比我的男朋友还细心周到。出院时，小郭跟我说，如果以后有这样的项目，她还愿意参加。

喜讯传来：小宝宝降临人间

小郭出组后，医生依据她的情况给她制定了新的治疗方案。虽然不像之前一样频繁来医院访视了，但我们一直保持联系。她会讲述自己的生活，包括开心和烦恼的事儿，时不时询问我们有没有适合她的试验项目，而我也在帮她继续留意。

2022年，小郭结婚了，我吃到了喜糖；不久她便怀孕了，这对于糖尿病患者来说，其实还是有一定风险的。我赶紧联系之前的研究医生，为她孕期血糖控制制定了详细的方案，包括需要检查什么，能吃什么，用药如何调整，以及如何监测血糖等。她自己还是那么轻轻柔柔的，淡淡地说："我都听您的安排。"

为了方便会诊，她就在我们医院建了档案，我知道这也是对我们的信任。一路保驾护航，经过10个月的艰辛努力，终得善果，小郭喜得麟儿。

听到消息后，我在朋友圈给她点赞。为了保护小宝宝的健康，我没有去产科看她。宝宝出生几天后，小郭依当地习俗，给我们送来了红鸡蛋，分享这份来之不易的幸福喜悦，我们也很开心和荣幸。

临床试验：为患者点燃希望之光

回想起小郭人生中的重要时刻，结婚与生子，这些喜悦的时刻都是发生在我们的临床试验项目结束很久以后。然而，也正是这个项目给了她莫大的鼓励，让她勇敢地去追求幸福。我们的情谊还在延续，说不定哪一天，或许小郭又会参加到我们新的项目。我衷心祝愿这位犹如青苹果般清新脱俗的女性，在人生的旅途中能收获到更多甜美的果实。

临床试验犹如灰暗前景中开启的一条新思路，又像是无尽黑暗中闪耀的一缕希望之光。身为“临研人”，我们深感自豪，因为临床试验这项工作是科学严谨的，同时也蕴含着无限的温暖与希望。

我希望更多人能了解临床试验，让临床试验为更多患者带去福音。

（本文受试者为化名，并经其同意授权发表）

夫妻携手临床试验，谱写减重新篇章

刘某和李某的减重经历不仅证明了临床试验的有效性和可靠性，更激励着更多的人积极参与到新药研发的临床试验中来。

撰文 | 徐雪妮

在现代社会，体重问题已成为公众广泛关注的热点，尤其对于那些追求健康生活方式的个体来说，减肥无疑是一项艰巨的挑战。刘某与李某这对夫妻的减重之旅，不仅是个人的成功典范，更是医学临床试验领域中的一抹亮色。

李某一直十分注重健康，但体重问题却让她颇为苦恼。一次偶然的机会，她得知附近医院正在开展一项减重临床试验项目，这立刻引起了她的浓厚兴趣。在深入了解项目详情后，她毅然决定加入，并随后向丈夫刘某推荐了这个机会。

科学试验，见证减重疗效

夫妻二人携手参与了这项临床试验。起初，他们只是抱着尝试的心态，但随着时间的推移，他们逐渐感受到了试验带来的积极变化。在核心治疗阶段，研究团队精心调整了他们的饮食结构，并提供了关于健康饮食和持续运动以控制体重的专业指导。同时，团队还定期督促他们严格按照方案要求进行注射治疗、饮食调控和规律锻炼。

经过七个月的努力，刘某成功减重了34.1公斤，而李某虽然初期接受的是安慰剂治疗，体重变化不甚明显，但在后续调整治疗方案后，也在5个月内减掉了30斤。刘某的体重每个月都呈现出显著的下降趋势，而李某在揭盲后得知自己曾接受安慰剂治疗后，虽然心中有些许遗憾，但也对试验的严谨性和有效性产生了深刻的认同。

进入延伸治疗期后，李某继续按照方案要求接受试验药物治疗，并取得了显著的减重效果。他们的腰围明显缩小，高脂血症得到了明显改善，尿酸水平也大幅下降。这些积极的治疗效果不仅让他们重拾了健康，更为国家的新药研发事业贡献了一份力量。

共享成果，贡献医学进步

刘某和李某的减重经历不仅证明了临床试验的有效性和可靠性，更激励着更多的人积极参与到新药研发的临床试验中来。他们的故事告诉我们，只要坚持不懈、积极配合治疗，就一定能够收获健康的果实。

如今，李某可以自信地穿上漂亮的裙子，展现出更加健康、美丽的风采。他们的经历充分说明了参与临床试验不仅是为了个人的健康福祉，更是为了推动医学科学的进步和发展。通过为新药研发提供宝贵的数据反馈，人们可以帮助科研人员更深入地了解疾病的本质和治疗方法的有效性，从而为更多的人带来希望和康复的曙光。

（本文受试者为化名，并经其同意授权发表）

一位痛风患者的临床试验之旅：高效参与，成功执行

一位罹患痛风的警察，在多方求医未果后，加入一项临床试验项目。经过高效紧密配合，患者完成了所有检查并成功入组，使用试验药物后痛风得到控制。他展现出高依从性，完成3个月随访后，病情稳定并重返一线岗位。

撰文 | 熊凤琴

去年8月，我院的PI（主要研究者）门诊收治了一例痛风患者，该患者已被病痛折磨近两年。当日，我接到了PI的紧急电话，告知我有一位痛风患者亟需关注，并嘱咐我立即携带临床试验项目的详尽方案及知情同意书等相关材料，火速前往门诊。

在PI与患者交流的过程中，我了解到，这位患者既是一名普通的求医者，也是一位来自吉安市某县城的人民警察，肩负着守护人民财产与生命安全的使命。

过去两年间，这位人民警察不幸罹患痛风，虽在吉安市某县城多方求医，却未能获得有效的治疗，致使痛风频繁发作，痛苦不堪。疾病已蔓延至其手臂、小腿、脚趾等多个部位，严重影响了他的身体状况，无奈之下，他只得从一线执勤岗位退居至警局文员职位。对于这一转变，他始终充满不

甘，期盼有一天能战胜痛风，重返工作一线。

在详细了解了项目的情况，并与PI进行了深入交流后，他迅速掌握了试验的核心要点和意义，并毫不犹豫同意加入，承诺全力支持项目的后续随访工作。此刻，我不禁赞叹：真不愧是人民警察，其执行力与配合度堪称一流！

为加速项目筛选检查，我快速行动，却遭遇医院系统互联网排班错误，导致医生无法为患者开具免费检查单。面对困境，我保持冷静，迅速联系各方寻求解决方案。最终，在PI的协调下，问题得以解决，患者当天完成了所有预定的检查项目。

研究者展现出了高度的责任心，主动延迟下班时间等待检查结果。当晚，我们收到了患者正式入组的通知。随后，患者按计划成功用上了试验药物，痛风发作得到了控制。

迄今为止，他已经配合完成了为期3个月的随访，严格遵循随访要求及饮食指导，展现出了极高的依从性。他告知我，已申请重返一线执行任务，并得到了领导的批准。当他与我分享这一喜讯时，脸上洋溢着灿烂的笑容。

他说："真心感谢你，一直以来为我奔波。我会继续在人民警察的岗位上，守护你们的安全。"这一刻，我感受到自己职业的非凡意义。我们不仅是申办方与研究者之间的桥梁，更是确保试验质量、保障患者安全的守护者。

（本文受试者为化名，并经其同意授权发表）

血脉之约：家族性高脂血症患者的希望

临床试验让患者/受试者拥有改变命运的机会，相信只要坚持科学治疗，保持积极乐观的心态，就一定能战胜病魔！

撰文｜小　梦

在一个静谧的小镇，晨曦（化名）自幼便生活在家族性高脂血症的沉重阴影之下。这种遗传性疾病，如同一种遗传性家族的枷锁，一代代传下，悄无声息地侵蚀着家族中每一个成员的健康。这如同一把悬在晨曦头顶的达摩克利斯之剑，随时提醒着她可能面临的猝死风险，让人心生畏惧。

然而，尽管从小就知道自己携带这份不幸的遗传基因，但晨曦却从未放弃过对美好生活的向往与追求。她以坚定的意志，证明了即使身负遗传疾病的重担，也能拥有正常且充满希望的人生。

命运的烙印

然而，随着年龄的增长，晨曦的血液检查结果越来越不容乐观。高密度脂蛋白胆固醇（HDL-C）偏低，低密度脂蛋白胆固醇（LDL-C）却居高不下，皮肤出现黄色小肉球、频繁的心悸、胸闷等症状让她不得不正视这一事实。尽管她接受了最大剂量的他汀类药物治疗，但她的LDL-C水平仍然远高于目标值，这使得她总感觉自己即将面临心梗的威胁，因为几乎所有医生看到她的化验单都表达了这样的担忧。传统的药物治疗虽能暂时控制病情，但副作用和并不满意的疗效让她忧心忡忡。

曙光初现

正当惶恐与不安逐渐侵袭晨曦的生活时，一则关于新药临床试验的招募信息如同一道闪电划破了夜空，点亮了她心中的希望之火。这项试验旨在测试一种针对高脂血症的创新疗法，或许能为她和其他患者提供潜在的治愈之路，铺就一条全新的道路。

面对未知的临床试验，晨曦心中既有期待也充满了忐忑不安。她深知，参与临床试验意味着要承担一定的风险，但她更相信科学的力量，愿意为寻找治愈之路付出努力。在与家人和医生的深入交流后，她决定报名参加，希望能为家族乃至更多类似患者带来福音。

在试验过程中，晨曦才了解到，临床试验并不是报名就能参加的。之前的筛查过程严格而复杂，似乎比高考的录取率还低，有很多一起报名的患者都因为这样那样的原因被淘汰了。好在晨曦是幸运的，当然，这也与她听从医生的话，与那位临床试验协调员（在医院，他们被叫作CRC）密切配合密不可分。

加入试验后，这位CRC仍然保持着严谨的态度，宛如一位耐心细致的老师，不断提醒她各种注意事项，甚至还给她布置了“作业”——填写试验日志。在那段日子里，晨曦经历了无数次严格的检查与监测，每一次数据的波动都紧紧牵动着她的心。她能深切感受到，医生和CRC与她同喜同忧，这是以前就医过程中从未有过的体验。

经过数月的等待与煎熬后，临床试验的结果终于揭晓。晨曦惊喜地发现，自己的血脂水平有了显著改善，低密度脂蛋白胆固醇（LDL-C）大幅下降，成功达到了预期的目标值。这标志着试验药物对家族性高脂血症有着积极的疗效。那本记录着试验点滴的日志被收回了，但晨曦在心中真心地祝福这个药物能够顺利上市，给更多和她一样的患者带来福音。

如今回望过去那段艰难的日子，晨曦心中充满了感激与庆幸。她感激临床试验让她遇到了这次改变命运的机会，更庆幸自己没有放弃对美好生活的追求与向往。她深知未来的路还很长，但有了这次成功的经历，她相信只要坚持科学治疗，保持积极乐观的心态，就一定能够战胜病魔，拥抱更加健康、幸福的人生。

同时，她也希望通过自己的故事能唤起更多人对家族性高脂血症等遗传性疾病的关注与重视，共同推动医学研究的进步，为更多患者带来生命的曙光与希望。

（本文受试者为化名，并经其同意授权发表）

降糖药受试者赖阿姨为何要参加临床试验

来自受试者的认可正是CRC这份工作最宝贵的价值——用专业赢得职业的尊重与信赖。

撰文 | 罗玉芳

在医学的长河中，糖尿病作为一种慢性代谢性疾病，不仅深刻地影响着患者的日常生活质量，也不断挑战并推动着医疗科技的进步。今天，让我们通过赖阿姨的故事，一同探索糖尿病的世界，了解它发病的起因、科普知识、现有治疗药物，以及临床试验中所蕴含的温暖与希望。

自律的赖阿姨参与临床试验

记忆犹新的是2018年参与的甘精胰岛素临床试验。当时，研究共纳入了25例糖尿病受试者。由于试验设计为阳性开放，因此整个试验期间，受试者获益显著。

记忆最深的就是来自外地的那几位受试者。最初入组时，我还担心他们的依从性等问题。然而，随着试验的逐步推进，以及我们平日对患者的密切关注与帮助，患者的依从性表现得非常好，这让我十分欣慰。

赖阿姨是一位精明能干的老太太。她自述年轻时曾在初中图书馆管理图书，或许正是这份经历，让她的言谈举止显得格外优雅。尽管她身材不高，穿着朴素，但丝毫无法掩盖她由内而外散发的读书人特有的气质。

赖阿姨每次来随访，总是早上六点便搭乘顺风车，早早地就来到医院等候检查。用她自己的话说，她宁愿自己早点儿到，让我们不必等她，也不愿让我们因等她而受累。她总说，你们日常工作已经够辛苦了，不能再给你们增添任何麻烦。在研究过程中，能遇到赖阿姨这样温暖人心、富有治愈力的受试者，我感到非常幸运。虽然她年事已高，却始终以严谨认真的态度填写日记卡，从未有一处遗漏；胰岛素注射也从未延误。这无疑展现了她的自律：无论何时何地，都能坚守自我管理，值得我们学习与敬佩。

从入组时空腹血糖超过10，到出组时降至6点多，赖阿姨的血糖控制成果显著。这得益于我们试验药物的有效性，另一方面也与她高度自律的生活习惯密不可分。在患者教育过程中，我们叮嘱她不能吃的东西，赖阿姨都严格遵守，绝对不碰。

为临床试验贡献力量

在出组的最后一天，赖阿姨深情地说，她也为这项临床试验贡献了自己的一份力量。她还特意给我手写了一封表扬信。这份来自受试者的认可，或许正是我们这份工作最宝贵的价值——用专业赢得职业的尊重与信赖。

赖阿姨的故事，是千千万万糖尿病患者的缩影。他们或许正经历着病痛的折磨，但正是有了科学的进步、专业医疗相关工作人员的关怀以及自身的坚持，才让他们在黑暗中看到了曙光。临床试验，作为医学进步的前沿阵地，不仅为患者带来了治愈的希望，更为医学研究的深入发展提供了宝贵的经验。让我们携手并进，以爱之名，共赴光明的未来。

（本文受试者为化名，并经其同意授权发表）

肥胖症临床试验亲历者：一场焦虑与意志的较量

林晓的故事，对所有面临肥胖挑战的女性来说是一次鼓励。它证明了无论何时何地，只要有坚定的决心和足够的勇气，每个人都有能力改写自己的故事，迎接一个更美好的未来。

撰文｜小　梦

林晓是一名32岁的都市白领，她的故事是一段关于自我接纳与蜕变的非凡旅程。自幼年起，肥胖就如同一片挥之不去的阴霾，笼罩在她的心头。然而，正是这段经历，激发了她内心深处的勇气，驱使她勇敢地踏上了参与治疗肥胖症药物临床试验的征程，寻找重获新生的机会。

如影随形的苦恼

“我不知道为什么大家开始以瘦为美，但我记得小学六年级的时候，我的体重就已经达到120斤了。”林晓的肥胖问题从学生时代就开始困扰着她。她自认是一个没有太多耐心的人，很难持之以恒地坚持一件事情。然而，减肥却成了她从小到大一直在坚持的事情。

林晓记得，为了减肥，在高三的时候她做出了极大的努力。每天，她只吃一顿早饭，并且坚持了一个月。白天肚子饿的时候，她只能靠喝咖啡来支撑，有时候甚至会一天喝五罐。然而，即便这样，她也经常会为了自己的肥胖和外表而感到焦虑。她的努力似乎并没有带来明显的成效，体重也没有太多的变化。之后，她尝试过多种激烈的减肥方法，但每次减肥后，都会陷入暴食和复胖的循环中，周而复始。

“说一句心里话，我特别想知道自己瘦是什么样子的。”她坚定地说：“但不论我怎么努力，都只是稍微瘦了一点儿，还是摆脱不了‘胖子’的标签。”看着镜子中臃肿的身影，大腿因摩擦而破损的裤子，还有永远买不到合身衣服的无奈，她渐渐陷入了焦虑之中，总觉得自己太胖了。“我只不过不想再被人叫作‘胖丫’了。”

决定参加临床试验

转折点出现在一次体检之后。体检结果显示，林晓的BMI指数已经达到了肥胖的标准，同时还伴有中度脂肪肝以及血脂和转氨酶的异常。面对镜中日渐陌生的自己，她下定决心要通过药物改变这一现状。

目前，肥胖症治疗药物多种多样，主要包括脂肪吸收抑制剂如奥利司他（通过抑制肠道脂肪吸收来减肥）、食欲抑制剂（通过刺激中枢神经系统抑制食欲，但副作用较大）、代谢调节剂如二甲双胍、利拉鲁肽和司美格鲁肽（分别通过增加胰岛素敏感性和调节食欲来减重），以及其他新型药物如

GLP-1/GIP双受体激动剂和GLP-1/GCGR双受体激动剂（也在临床开发中）。

在朋友的推荐下，林晓得知有一项针对肥胖症药物的Ⅰ期临床试验正在进行。该试验药物旨在通过调节代谢机制来帮助肥胖者减轻体重。经过深思熟虑和全面了解和评估参加临床试验的风险和获益，她鼓起勇气，报名参加了这项临床试验。

全新体验临床试验

参加临床试验对林晓来说是一次前所未有的体验。在通过初步筛选后，她正式成为试验的一员，随后开始了为期数月的治疗过程。在此期间，她接受了药物注射，严格遵循医生制定的饮食和运动计划，同时还需要定期进行身体检查，以便监测治疗效果以及可能出现的副作用。

虽然过程中不乏挑战，包括轻微的消化不良和偶尔的情绪波动，但林晓从未有过放弃的念头。在这个过程中，她还了解到了一个名为“CRC”（临床试验协调员）的职业。这些专业人员专门负责协调临床试验中的各种问题。而那位CRC也是她在医院里见面最多的人，他不仅耐心地回答了她的各种疑问，还给予了她前所未有的支持和关爱。

新药获益与风险

随着时间的推移，林晓惊喜地发现自己不仅体重有所下降，更重要的是，她的身体状况和精神面貌都得到了显著提升。她感觉更有活力，睡眠质量也得到了改善，心情变得更加开朗。尽管参与临床试验存在一定的风险，包括可能出现的副作用和长期影响的不确定性，但林晓认为，这一切都是值得的，因为健康和幸福的价值无可估量。

自我接纳与成长

回望整个过程，林晓最大的感悟是学会了自我接纳。她意识到，美丽不仅仅局限于外表的呈现，更是一种内在的自信和健康生活方式的体现。临床试验不仅帮助她减轻了体重，更重要的是教会了她如何与自己和解，如何在生活的每一个瞬间找到真正的快乐。那位CRC也成了她的好朋友，她相信，有了这样一位专业的好友，未来的生活一定会更加美好。

林晓的故事，对所有面临肥胖挑战的女性来说，是一次鼓励。它证明了，无论何时何地，只要有坚定的决心和足够的勇气，每个人都有能力改写自己的故事，迎接一个更加美好的未来。而临床试验，作为医学研究的前沿阵地，不仅为患者提供了新的治疗选择，也为医学科学的进步贡献了宝贵的数据，不断推动着整个社会对健康认知的深化。

（本文受试者为化名，并经其同意授权发表）

编者和受访专家名录及致谢

（按本书内文出现顺序排列）

纪立农教授

北京大学人民医院内分泌科主任，曾任中华医学会糖尿病学分会主任委员，国际糖尿病联盟副主席

洪明晃教授

中国抗癌协会医学伦理专委会首任主委、中山大学肿瘤防治中心临床研究部教授

王连伟主任医师

驻马店市中心医院内分泌科主任、内分泌代谢药物临床试验机构PI、驻马店市糖尿病防治中心主任、河南省内分泌糖尿病学会常委

陈裕明教授

中山大学公共卫生学院教授

肖申博士

前FDA资深临床审评专家、礼邦制药首席科学家

刘东阳教授

北京大学第三医院研究员、药物临床试验机构副主任、临床药理与定量药理研究室负责人

常建青女士

泰格医药政策法规事务副总裁、临床研究促进公益基金副主编

毛冬蕾女士

研发客主编、临床研究促进公益基金副主编

曹茂华先生

泰格仁智高级总监（副总经理）

梁贵柏博士

知名科普作家、《新药的故事》作者、《突破：我的科学人生（卡塔林·考里科传记）》译者、《双药记》作者，研发客“老梁说药”专栏作家，偕怡制药联合创始人兼首席科学家

高蕾莉博士

北京大学人民医院内分泌科副主任医师

郝传明教授

复旦大学肾脏病研究所常务副所长，华山医院肾脏科特聘教授

李海燕教授

北京大学第三医院心血管内科主任医师、药物临床试验机构主任

李小英教授

复旦大学附属中山医院内分泌科主任医师、博士生导师

李玉凤教授

医学博士、二级主任医师、首医教授、博士生导师；北京市平谷区医院（首都医科大学附属北京友谊医院平谷医院）内分泌科主任、国家药物临床试验机构办公室主任；中国医药教育协会临床研究专委会副主任委员；中华医学会糖尿病学分会流行病学组委员

马建华教授

南京医科大学附属南京医院（南京市第一医院）内分泌科主任；南京市糖尿病防治中心主任，二级主任医师，南京医科大学教授，博士生导师；中国初级卫生保健基金会内分泌专委会主委；中华医学会糖尿病学分会常委

马为教授

北京大学第一医院心血管内科主任医师，心内科副主任，超声心动图室负责人；中华医学会心血管病分会结构性心脏病学组委员；中国研究型医院学会高血压专业委员会副主任委员；北京神经科学学会脑心同治委员会副主任委员

田军航教授

洛阳市第三人民医院内分泌科主任；历任河南省内分泌学会委员、河南省高血压病研究会内分泌学组常

委、河南省中西医结合内分泌学会委员、洛阳市内分泌学会副主任委员、洛阳市医疗技术与医疗事故鉴定组成员

汪志红教授

医学博士；重庆医科大学附属第一医院内分泌科主任医师、教授，博士研究生导师，美国纽约西奈山医学院肾病科访问学者；中华医学会糖尿病学分会委员；中华预防医学会糖尿病预防与控制专委会常委；中华医学会糖尿病学分会微血管病（肾病）学组副组长；中华医学会糖尿病学分会视网膜病变学组委员

张舒教授

大庆市人民医院心内三科主任、主任医师、硕士研究生，哈尔滨医科大学教授；中国研究型医院学会高血压分会委员；黑龙江省医学会及医促会高血压专业委员会副主任委员；黑龙江省医学会预防与康复专业委员会常委；黑龙江省医促会心力衰竭委员会委员；大庆市医学会心血管内科专业委员会副主任委员；中国药促会心血管药物临床研究专业委员会委员

陈力博士

华领医药技术（上海）有限公司创始人、董事长、CEO

梁波博士

江苏恒瑞医药股份有限公司代谢医学部高级副总经理

钱镭博士

信达生物制药集团高级副总裁

余强博士

盛世泰科生物医药技术(苏州)有限公司创始人、CEO

周新

杭州思默医药科技有限公司临床协调副总监

陈倍萱

普蕊斯（上海）医药科技开发股份有限公司临床协调员

李珍珍

普蕊斯（上海）医药科技开发股份有限公司高级培训经理

徐雪妮

杭州思默医药科技有限公司北II区临床协调员

熊凤琴

杭州思默医药科技有限公司中级临床研究协调员

小梦

普蕊斯（上海）医药科技开发股份有限公司CRC

罗玉芳

普蕊斯（上海）医药科技开发股份有限公司CRC

志愿者目录及致谢

（按对本书贡献顺序排列）

陈海营

杭州泰格医药科技股份有限公司战略事务总监

江苏恒瑞医药股份有限公司非肿瘤中央医学事务部心血管代谢部

周志彤

华领医药技术（上海）有限公司投资者关系副经理

王敏

信达生物制药集团品牌公关总监

桑晓东

盛世泰科生物医药技术(苏州)有限公司公关关系部高级总监

戴颜翼

普蕊斯（上海）医药科技开发股份有限公司新媒体运营专员

陈俊青

普蕊斯（上海）医药科技开发股份有限公司高级品牌推广主管

后记

法规助力代谢性疾病药物研发及受试者科普与参与

继2022年《药物临床试验受试者小宝典》、2023年《肿瘤药物临床试验受试者小宝典》和2024年《罕见病药物临床试验受试者小宝典》出版后，2025年我们选择了代谢性药物治疗领域作为主题。这不仅仅是因为近年代谢性药物临床试验的活跃程度以及重磅降糖减脂药物的突破性进展，还因为这类疾病的影响人群十分广泛。

我们从媒体报道中了解到，中日友好医院减重糖尿病健康管理中心主任孟化在接受媒体专访时曾指出，“公众应当意识到肥胖不仅为个人健康带来风险，也会造成一定的社会负担。”孟化主任还提到，“2020年，我国16.4%的成人属于肥胖，超重人群为34.3%，加起来是50.7%。预计到2030年，这个数字将增长到65.3%”。肥胖是一种复杂慢性病，会增加多种疾病的潜在发病风险，如心脏病、高血压、糖尿病、睡眠呼吸暂停等，影响骨骼与生殖健康，甚至与多种肿瘤的发生也相关。因此，孟化主任称肥胖为“万病之源”。为提升全民体重管理意识和技能，预防和控制肥胖，切实推动慢性病防治关口前移，2024年6月，国家卫生健康委等16部门联合发布《“体重管理年”活动实施方案》，启动实施“体重管理年”活动。2024年5月国家药品监督管理局药品审评中心发布了《中国新药注册临床试验进展年度报告（2023年）》。与2022年的3410项和2021年的3358项相比，2023年我国临床试验申报总量再创新高，首次突破4000项达到4300项，为历史总量最高。

药物研发的政策环境也在持续完善中。2024年7月，国务院常务会议通过《全链条支持创新药发展实施方案》，明确将创新药作为新质生产力核心领域之一。也是在7月，国家药品监督管理局发布《优化创新药临床试验审评审批试点工作方案》，进一步化创新药临床试验审评审批机制，强化药物临床试验申请人主体责任，提升药物临床试验相关方对创新药临床试验的风险识别和管理能力，探索建立全面提升药物临床试验质量和效率的工作制度和机制，实现30个工作日内完成创新药临床试验申请审评审批。2025年1月，国务院办公厅印发《关于全面深化药品医疗器械监管改革促进医药产业高质量发展的意见》，加大对药品医疗器械研发创新的支持力度，进一步提高药品医疗器械审评审批的质量与效率，特别是优化临床试验审评审批机制，在临床试验实施经验丰富、配套管理政策完善的区域开展试点。

上述这些政策给包括代谢性药物在内的创新药临床试验带来了利好。具体到代谢性药物临床试验，为了更好地参加代谢性新药临床试验，建议临床试验参与者（受试者）有必要储备代谢性新药研发和临床试验的科普知识。希望药物临床试验受试者小宝典系列出版物和临床研究促进公益基金公众号里的系列读物在这方面能帮助到您。

没有受试者参与，就没有临床试验；没有临床试验，就没有新药；没有新药，又如何应对未满足的临床需求？让我们一起加油！再次感谢所有支持单位！

泰格医药政策法规事务副总裁

临床研究促进公益基金副主编

常建青

小宝典为健康中国战略实施贡献力量

继临床研究促进公益基金与中国健康传媒集团中国医药科技出版社合作出版的《药物临床试验受试者小宝典》系列（包括《肿瘤药物临床试验受试者小宝典》《罕见病药物临床试验受试者小宝典》）之后，我们再次携手，聚焦于当下最热门的新药研发领域。在本书主审纪立农教授、主编洪明晃教授、副主编常建青老师的指导下，值此国际药物临床试验日即将来临之际，我们推出了《代谢性疾病药物临床试验受试者小宝典》一书。

之所以将目光投向代谢性疾病，是顺应时代之需。《“健康中国2030”规划纲要》将代谢性疾病的防控与治疗提升为国家卫生健康的战略重点。心血管药物、降脂药物、减重药物等代谢性疾病治疗领域的创新药研发如火如荼，展现出巨大需求。为进一步提升公众对代谢性疾病药物临床试验的认知，我们编纂这部科普读物，以惠及广大民众。

《代谢性疾病药物临床试验受试者小宝典》访谈了十余位来自全国知名医院和企业的专家学者。他们在高血压、糖尿病等代谢性疾病领域拥有前沿成果和临床经验。专家们以权威视角，为公众提供全面、准确信息。我特别感受到来自非一线城市、作为参加单位的Sub-I在积极配合主要牵头单位时所展现的热情和认真负责的态度。

书中采用问与答，介绍了代谢性疾病药物临床试验的特殊性、试验设计的原理、试验的流程、法律法规、受试者面临的风险与获益。知名医药科普作家梁贵柏博士也撰写了糖尿病药物胰岛素的研发历史故事。我们还收录了一线临床研究人员撰写的受试者故事，让读者更直观了解临床试验。

在此，谨向所有参与单位致以诚挚的感谢。愿《代谢性疾病药物临床试验受试者小宝典》为广大中国百姓提供有力支技，助力更多人收获幸福、健康与强健体魄。

研发客主编

临床研究促进公益基金副主编

毛冬蕾

附件

体重管理指导原则（2024年版）

2024年12月31日，国家卫生健康委办公厅印发《体重管理指导原则（2024年版）》，该原则为进一步落实《“体重管理年”活动实施方案》，倡导文明健康生活方式，指导医疗卫生人员科学开展体重管理工作而制定。

微信扫码
查看全文